Hoffmann
Aufrichtig aufrecht

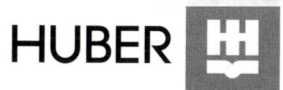

Solveig Hoffmann

Aufrichtig aufrecht

Einführung in die Cantienica-Methode

Verlag Hans Huber

Anschrift der Autorin:
Solveig Hoffmann
Eridanos – Zentrum für Salutogenese
Calle Vence 35
E-38530 Candelaria

Lektorat: Dr. Klaus Reinhardt
Herstellung und Gestaltung: Daniel Berger
Bearbeitung: Ulrike Weidner, Berlin
Zeichnungen: Fiona Goos und Klara Hemmerich
Umschlaggestaltung: Claude Borer, Basel
Druckvorstufe: punktgenau gmbh, Bühl
Druck und buchbinderische Verarbeitung: AZ Druck und Datentechnik GmbH, Kempten
Printed in Germany

Bibliografische Information der Deutschen Nationalbibliothek
Die Deutsche Nationalbibliothek verzeichnet diese Publikation in der Deutschen
Nationalbibliografie; detaillierte bibliografische Daten sind im Internet über
http://dnb.d-nb.de abrufbar.

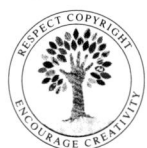

Anregungen und Zuschriften bitte an:
Verlag Hans Huber
Lektorat Medizin/Gesundheit
Länggass-Strasse 76
CH-3000 Bern 9
Tel: 0041 (0)31 300 4500
Fax: 0041 (0)31 300 4593
verlag@hanshuber.com
www.verlag-hanshuber.com

1. Auflage 2013
© 2013 by Verlag Hans Huber, Hogrefe AG, Bern
(E-Book-ISBN [PDF] 978-3-456-95202-4)
(E-Book-ISBN [EPUB] 978-3-456-75202-0)
ISBN 978-3-456-85202-7

Inhalt

Suchen, das ist Ausgehen von alten Beständen, ein Findenwollen von bereits Bekanntem – im Neuen finden, das ist das völlig Neue! Das Neue auch in der Bewegung. Alle Wege sind offen, und was gefunden wird, ist unbekannt. Es ist ein Abenteuer – ein heiliges Abenteuer.

Pablo Picasso

Geleitwort

Ich war ein zutiefst unglückliches Kind. Mein Körper übernahm mein Unglück, gab mir handfeste Gründe für das Unglücklichsein: Schmerzen, tagein, tagaus Schmerzen. Meine Wirbelsäule wuchs krumm. Das Becken stand schief, die Lendenwirbelsäule verbog sich nach rechts, die Brustwirbelsäule nach links. Sie machte auch einen Buckel und bog in ein steckengerades Stück von der oberen Brustwirbelsäule zum Hals. Der Nacken drehte sich nach rechts, der Kopf stand schief. Und alles tat weh. Immer. Die Organe litten unter den Verwachsungen, ein Darmbeinstachel stach chronisch in den Damm, eine Niere saß nicht am richtigen Platz, der rachitische Brustkorb gab der Lunge zu wenig Raum, sie rächte sich mit schwerem Asthma, und das Herz klopfte auch nicht, wie es sollte.

Ein Kind mit Schmerzen ist nie Kind. Eine Jugendliche mit Schmerzen ist kein Teenager. Ich war Überlebende. Und wurde Kopfmensch. Tagträumen. Lernen. Denken. Später schreiben. Das waren die Tätigkeiten, die mich vom Körper ablenkten.

Selbstverständlich versuchte ich jede Therapie, von der ich hörte. Manche dieser Therapien brachte vorübergehend «Verbesserung». Verbesserung in Anführungszeichen, weil diese Verbesserungen äußerlich waren, etwas an mir war von außen gesehen weniger krumm, weniger schief, weniger verbogen. Von innen spürbar waren diese Veränderungen nicht. Die Schmerzen wurden nicht weniger.

An einem Frühlingstag im Jahr 1993 brachte mich mein Exmann Leonardo Habegger mit dem Arzt Dr. Christian Larsen zusammen. Sie werden ihm in diesem Buch wieder begegnen. Er ist Begründer der Spiraldynamik international. Ich hatte eine sündhaft teure Masterlizenz für eine damals populäre Fitnessmethode gekauft und merkte gerade, dass die Anatomie, die der Methode zugrunde lag, nicht funktionierte, meine Schmerzen also mehr wurden.

Wir arbeiteten zusammen an meinem Körper, und Christian Larsen gab mir an diesem Nachmittag zwei entscheidende Anstöße: Er stieß mich, buchstäblich, mit seinen Fingern, auf die Tiefenmuskulatur (Beckenboden), und er sagte den Satz, der mein Leben veränderte. «Was, wenn du die Skoliose nicht hast, sondern machst?»

Dieser Satz zündete ein Feuerwerk in meiner Denkstruktur, und nach diesem Hirnbrand war ich verändert. Dieser Satz katapultierte mich aus der Opferrolle: Wenn hinter meinem Krummsein, wenn hinter meinen Schmerzen ein aufrechter, schmerzfreier Körpermensch lebte, so musste ich zu diesem Menschen vordringen.

In den Stunden und Tagen nach dieser ersten Begegnung mit Christian entstand vor meinem inneren Auge mein gerades Gegenstück, die Vision eines Paradieskörpers mit orgelpfeifengerader Wirbelsäule, mit offenen, gesunden Gelenken, mit freien Knochen, mit Füßen und Händen, die sich gern bewegten.

Ich fand diese Vision verkörpert in Kleinkindern. Gesunde, fröhliche Kleinkinder haben einen aufgespannten, elastischen Körper, der ihnen den Schwung für Spiel und Spaß ermöglicht, der ihre Emotionen in allen Schattierungen ausdrückt. Und immer in eine neutrale Aufrichtung zurückfindet.

In dieser neutralen Aufrichtung ist alles gleich lang, die Knochen und Gelenke stellen den Muskeln die Grunddehnung zur Verfügung. Nichts geht auf Kosten von etwas anderem. Alles ist mit allem vernetzt. Alles beeinflusst alles. Im Guten wie im Falschen.

So ein Bild entstand in meinem Kopf. Die Vision eines erwachsenen Kinderkörpers. Ich habe mir nie überlegt, wie sehr ich mich diesem Traumkörper, diesem Ideal annähern könnte. Ich fing einfach an.

Vier Jahre später war ich vier Zentimeter gewachsen. Meine Skoliose war von außen nicht mehr sichtbar. Mein Kopf stand gerade. Meine Füße waren kraftvoll und beweglich. Ich hatte schmerzfreie Phasen. Es kamen neue Schmerzen, sie kamen vom Umbau. Ich begann mit meinen Schmerzen zu sprechen, führte ein Schmerztagebuch, lernte Entwicklungsschmerzen von Schmerzschmerzen zu unterscheiden.

Und begründete meine eigene Methode. Eine Anleitung zur Selbstheilung für Verrückte wie mich. Eine Anleitung zur Selbstheilung für Menschen, die genug davon hatten, Opfer zu sein. Die den Mut hatten, den Bauplan ihres Körpers zu ergründen.

Interessanterweise kamen von Anfang an sehr viele Physiotherapeuten, Atemtherapeuten, Osteopathen in die Ausbildungen. Weil meine Methode etwas bietet, was andere nicht bieten: Die Aussicht auf Annäherung an den perfekten eigenen Körper. Die Aussicht auf das Unmögliche.

2005 kam Solveig Hoffmann, Ärztin, nach Zürich in die Grundausbildung CANTIENICA®-Beckenbodentraining. Sie erfahren in diesem Buch, was sie dazu bewegte. Ich hatte mich bis dahin daran gewöhnt, dass «Schulmediziner» alles, was ich schrieb und sagte, in Bausch und Bogen verdammten. Oder das eine als Genialität priesen, anderes als Unfug bezeichneten. Für mich zählen Logik und Wirkung.

Mein Körper näherte sich meiner Vision des erwachsenen Kinderkörpers immer mehr, immer schneller, eröffnete mir Möglichkeiten, die ich mir in den kühnsten Visionen nicht auszumalen gewagt hatte, und die vielen tausend Menschen, mit denen ich direkt oder indirekt arbeitete, bewiesen: Es brauchte diese neue Anatomie, die sich nicht am Toten misst, sondern am Lebendigen.

Solveig Hoffmann brachte mir vom ersten Moment jene Offenheit und jene Skepsis entgegen, die alles möglich macht im Zusammendenken und Zusammenarbeiten. Sie ermutigt mich, meinen Weg unbeirrbar weiter zu gehen und macht mich genau so auf Denkfehler aufmerksam. Ich bin hunderprozentige Autodidaktin und Empirikerin. Solveig Hoffmann ist außergewöhnlich, als Mensch und als Ärztin. Sie kennt die zur Zeit gültigen morphologischen Annahmen und Grundlagen. Und sie ist offen für neues Denken auf allen Gebieten. Auf diesem Humus denkt sie meine Ideen weiter, prüft sie in ihrer Praxis in Teneriffa. Solveig Hoffmann ist eine von drei Master-Teachern in der CANTIENICA®-Methode und wird die Methode in die Zukunft begleiten. Eine Zukunft, hoffe ich, in der sich meine «anatomischen Vision» vom alterslosen Körper, der weder schrumpfen noch rosten muss, mit den Entwicklungen und Möglichkeiten moderner Medizin vermählen kann, für eine Gesundheitsprävention, die wahrhaftig Prävention im Sinn hat, und nicht das Geschäft mit der Krankheit.

In diesem Sinne: Viel Freude und viele Aha-Erlebnisse bei der Lektüre von «Aufrichtig aufrecht».

Herzlich, Ihr glückliches Körperkind
Benita Cantieni
www.cantienica.com

Teil 1: Ziele und Wege

1. Einleitung:
Mein Weg zur Cantienica-Methode[1]

Im Jahr 1998 stand ich in einem Buchladen und sah ein Buch, dessen Titel mich interessierte: Tigerfeeling – Das sinnliche Beckenbodentraining von Benita Cantieni. Ich kaufte es aus fachlichem Interesse. Als niedergelassene Frauenärztin war der Beckenboden bzw. die Schwäche des Beckenbodens, ein tägliches Thema in der Praxis.

Die sogenannte Blaseninkontinenz – unfreiwilliger Urinabgang –, zuerst bei Belastung, dann auch einfach so, ist eines der Symptome einer Beckenbodenschwäche. Sie ist sehr unangenehm und lästig. Sie tritt etwas häufiger auf bei Frauen, besonders nach mehreren Entbindungen, in höherem Alter aber auch bei vielen Männern.

Bei dem Symptom Inkontinenz wird der Beckenboden auf verschiedene Weise behandelt: mit gymnastischen Übungen, elektrischer Stimulation, Operationen. Der Effekt dieser Therapien ist manchmal nicht ausreichend oder nicht anhaltend.

Neben der Blaseninkontinenz hat die fehlende Aktivität im Bereich des Beckenbodens noch zahlreiche andere Auswirkungen: Rückenprobleme, Gelenkerkrankungen, Organsenkungen u. a. Das wird beim Lesen dieses Buches immer deutlicher werden. Behandelt wird dann meist die Auswirkung – zum Beispiel die Hüftgelenksarthrose –, nicht die fehlende Aktivität im Bereich des Beckenbodens.

---

1 Der besseren Lesbarkeit halber schreiben wir in diesem Buch «Cantienica» nicht in der von der CANTIENICA Ltd., Zürich, benutzten Weise in Großbuchstaben und ohne das ®-Zeichen. Das berechtigt in keiner Weise zu der Annahme, dass die Bezeichnung «Cantienica» im Sinne der Warenzeichen-Markenschutz-Gesetzgebung als frei zu betrachten wäre und daher von jedermann benutzt werden dürfte.

Zurück zu 1998. Ich begann, «Tigerfeeling» zu lesen. Lachte am Anfang über den versteckten Humor und die unverblümte Offenheit der Autorin. Bei den Übungsbeschreibungen wunderte ich mich. Ich selber hatte meinen Patientinnen den Beckenboden bis dahin anders erklärt und auch anders zum Üben angeleitet.

Ich versuchte, die Übungen aus dem Buch selber zu machen. Zuerst war es gar nicht einfach, die Muskeln so zu aktivieren, wie es Benita Cantieni beschreibt. Ich brauchte eine Weile, um mein Bewusstsein dahin zu lenken, wo – sehr ungewohnt – der Beckenboden sein soll. Dann, nach kurzer Zeit, bemerkte ich ein neues Beckenbodengefühl. Ganz anders als das Trainieren der äußeren Schichten des Beckenbodens wird mit den Übungen aus «Tigerfeeling» die innerste Schicht, der Musculus levator ani, bewusst gemacht und aktiviert. Zuerst merkte ich nur wenig. Nach ein paar Tagen wurde es immer eindeutiger. Es fühlte sich gut an. Auch ohne Beckenbodenprobleme tat diese Art, mit dem Körper zu arbeiten, einfach gut.

Ich begann in meiner Praxis, den Patientinnen mit Beckenbodenschwäche kurz das neue Prinzip zu erklären, empfahl das Buch und bestellte die Betroffenen nach drei Wochen zur Kontrolle. Das Tiger-Training wirkte. Wer wirklich übte, half sich selbst. Die Beschwerden ließen nach und auch der Untersuchungsbefund wurde besser. Schön. Sehr schön!

Damals forschte ich nicht weiter nach Informationen über die Cantienica-Methode oder Folgebüchern. Ich war zufrieden mit dem, was ich gefunden hatte. Jahre später, Anfang 2005 und jetzt auf Lanzarote, saßen wir in einer kleinen Gruppe zusammen: mein Kollege und Freund Dr. med. Fritz Hemmerich, seine Frau Annette Hemmerich, Mal-, Stimm- und Feedback-Therapeutin, Anna van Zelderen, Physiotherapeutin und rhythmische Masseurin, und ich. Wir sprachen über Herzkohärenz. HRV (heart rate variability) ist eine gut erforschte und sehr wirksame Methode, um im Feedback-Verfahren die Kohärenz und die Variabilität des Herzrhythmus zu steigern. Kohärenz und Variabilität des Herzrhythmus wiederum haben einen Effekt auf den Gesundheitszustand des ganzen Körpers. Nehmen beide zu, können Krankheitssymptome zurückgehen. Verschiedenste Symptome und Erkrankungen, nicht nur sogenannte Herzprobleme.

Fritz Hemmerich beschäftigte sich sehr intensiv mit dieser Methode. Er erzählte, wie durch bewussten und gezielten Einsatz des Beckenbodens die Variabilität des Herzrhythmus schnell zunimmt. Die Variabilität ist ein Indikator für die zur Verfügung stehende Lebensenergie. Erstaunlich. Die

Aktivierung des Beckenbodens steigert ohne Medikamente, ohne Kurmaß-nahmen, ohne sonstige Therapie sofort die zur Verfügung stehende Ener-gie. Wir sprachen ausführlich über dieses Phänomen und kamen dann auf «Tigerfeeling» zu sprechen. In diesem Zusammenhang entdeckten wir die Cantienica-Methode für Körperform und Haltung noch einmal. Vieles hatte sich methodisch verändert, war feiner geworden in den sieben Jah-ren. Der Zusatz «Methode für Körperform und Haltung» war mir Jahre vorher gar nicht aufgefallen. Bei «Tigerfeeling» geht es um viel mehr als nur um den Beckenboden. Das merkte ich jetzt erst.

Im Sommer desselben Jahres hatte ich nacheinander drei Erlebnisse, die mich von der Wirksamkeit der Cantienica-Methode noch mehr überzeug-ten. (Ich hatte mir inzwischen das «Tigerfeeling» der zweiten Generation bestellt und übte wieder danach.)

Das erste Erlebnis verschaffte mir eine Sängerin mit Rücken- und Hüft-beschwerden. Wir sprachen lange über den Einsatz der inneren Beckenbo-denschicht. Ich lieh ihr mein «Tigerfeeling» aus, und sie übte an einem Tag mehrere Stunden. Ihr Rücken veränderte sich dabei so stark, dass ich beim nächsten Untersuchen nach einigen Tagen kurz dachte, ich hätte die Pati-entin verwechselt.

Das zweite Erlebnis war die seelische Wirkung der Übungen bei einer Frau mit Depressionen. Sie beschrieb nach einigen Tagen intensiven Übens, wie anders sie ihren Körper jetzt wahrnehme und wie gut ihr das tue. Sie fühlte einen neuen Halt und eine Kraftquelle im Bauch und merk-te, wie positiv das auf ihre Gemütslage wirkte.

Besonders eindrücklich war eine Patientin, die jedes Jahr wegen Rü-ckenschmerzen in unser Therapiehaus kam. Wir behandelten sie mit loka-ler Hyperthermie (mit einem Gerät, das eine aktive Erwärmung in allen Schichten des behandelten Körperbereiches anregt und deswegen zu einer Tiefenentspannung führt). Anschließend ging es ihr immer einige Monate gut. Damit war sie zufrieden gewesen. Andere Therapien hatten nie so lan-ge geholfen. In diesem Jahr kam sie, begrüßte mich freudig und sagte, sie brauche jetzt keine Hyperthermie mehr, sie trainiere mit der Cantienica-Methode.

Im Dezember 2005 begann ich selber mit der Ausbildung Cantienica-Beckenbodentraining. Gleich nach dem ersten Baustein setzten wir die Me-thode therapeutisch ein. Die rasche Wirkung bei Haltungsschwächen, Rü-ckenschmerzen und Gelenkproblemen war eine Freude für alle Beteiligten.

Innerhalb von zwei Jahren machte ich dann die ganze Ausbildung Cantienica-Methode für Körperform und Haltung in Zürich. Ich gab Kurse in kleinen Gruppen – schwerpunktmäßig wendete ich die Methode in Einzeltherapien an. Dabei gab es oft schöne Überraschungen: als Beispiel eine Frau mit einer Blaseninkontinenz. Sie kam einige Wochen zur Einzelstunde. Sie kam weiter, auch als sie schon längst keine Inkontinenz mehr hatte. Dann erzählte sie eines Tages: «Das Fiepen im Ohr ist weg.» Ich hatte gar nicht gewusst, dass sie einen Tinnitus hatte. Die Verbesserung der Ganzkörperhaltung hatte sogar die Durchblutung der Ohren normalisiert.

Auch ich selbst profitierte zunehmend von den Übungen. Ich hatte auch bei schwerer körperlicher Arbeit keine Rückenschmerzen mehr, insgesamt mehr Kraft, wurde beweglicher, 2,5 cm größer usw.

In der Arbeit mit meinen Patientinnen und Patienten war es beeindruckend zu erleben, wie schnell sich anatomische Strukturen verändern können. Wie sich die Aufrichtung optimiert, die Wirbelsäule streckt, abgenutzte Gelenke heilen können. Wie ein erwachsener Mensch die Altersschrumpfung aufhalten kann und seine Ursprungsgröße wieder gewinnt.

Aufrichtig aufrecht … Die Aufrichtekraft ist ein Schwerpunkt-Thema von Benita Cantieni. Die Aufrichtekraft im Körper formt mit an Wirbelsäule, Becken, Gliedmaßen, Schädel, sie wirkt auf die Organfunktionen, Gesamthaltung und Ausstrahlung eines Menschen. Wenn wir sie nicht bewusst pflegen und üben, geht sie uns heute immer mehr verloren. Wir werden zunehmend selbst dafür verantwortlich, den eigenen Körper aufrecht zu halten.

Darüber hinaus hat die Aufrichtekraft auf verschiedenen anderen Ebenen eine Bedeutung. Aus seelischen niedergedrückten Stimmungen sich aufzurichten, aus sozialen Gruppenzwängen auszutreten, aus einer biographischen Krise gestärkt und authentisch hervorzugehen, das alles erfordert Achtsamkeit, Mut, Bewusstsein von sich und der eigenen Beeinflussbarkeit, und die Gewissheit der Veränderbarkeit.

In diesem Buch geht es hauptsächlich um den aufrechten menschlichen Leib. Aber auch die gerade genannten anderen Ebenen spielen eine Rolle. Die «Aufrichtethemen» sind nicht isoliert voneinander. Sie hängen zusammen. Es ist wie ein Gewebe aus verschiedenen Farben. Wer sich biographisch aufgerichtet hat, hat auch eine bessere Haltung. Sich körperlich aufzurichten ohne den Mut, gesehen zu werden, ohne Bejahung der eigenen Mängel, das geht nicht.

Das Buch ist ein persönliches Buch über einige meiner Erfahrungen, Erlebnisse und Gedanken mit dieser schönen Körperarbeit. Es erhebt keinen Anspruch auf Vollständigkeit. Wer tiefer einsteigen möchte in die Methode, findet in den Büchern von Benita Cantieni zahlreiche weitere Gesichtspunkte und vor allem Übungsanleitungen. Einige Verknüpfungen zu anderen Lebensgebieten haben sich mir beim Schreiben ergeben.

Zum Thema «der aufrechte Körper» finden Sie grundlegende anatomische Überlegungen sowie Gedanken darüber, wie diese Methode die «Schulanatomie» erweitern könnte.

Das Buch will Sie auch anregen, Strukturen in Ihrem Körper besser zu erleben, sie wahrnehmen, ausrichten und einsetzen zu können. Es will Ihnen Mut machen, die Verantwortung für sich zu übernehmen. Besonders für Ihren Körper, Ihre individuelle Gesundheit, Ihre Einmaligkeit. Mut; sich nicht vorgefertigten Meinungen oder Diagnosen zu unterwerfen.

Einige prinzipielle Übungshinweise zum Ausprobieren finden Sie in den Kapiteln eingestreut. Das Buch ist aber nicht als Übungsbuch gedacht. Übungsbücher finden Sie reichlich unter www.shop.cantienica.ch.

2. Die Cantienica-Methode
für Körperform und Haltung

Die Methode wird seit 1993 entwickelt von Benita Cantieni. 1997 wurde die Marke Cantienica-Methode für Körperform und Haltung eingetragen. Da Benita Cantieni eine erfolgreiche Journalistin und Buchautorin ist, existieren zahlreiche Bücher über die Methode (s. Literaturverzeichnis).

Ein Ausgangspunkt der Methode ist das Erleben des aktiven Beckenbodens. Das Beckenbodentraining von Benita Cantieni ist sehr differenziert, hoch wirksam, und hat im Laufe der letzten Jahre auch andere Bewegungsmethoden beeinflusst. Wobei die Methode nicht auf den Beckenboden reduziert werden darf. Vom Beckenboden ausgehend wird die gesamte Tiefenmuskulatur des Körpers aktiviert und vernetzt. Daraus folgen gute Körperhaltung, harmonische Proportionen, gesunde Gelenke und eine verfeinerte Körperwahrnehmung.

Benita Cantieni erzählt oft von ihrem früheren Rückenleiden. Sie hatte am eigenen Leib zahlreiche Therapieformen erfahren. Dann kam ein wichtiges Erlebnis: «Du hast keine Skoliose, du machst eine Skoliose», dieser Satz von Dr. Christian Larsen, Begründer der Spiraldynamik, war für Benita Cantieni wegweisend für die Entwicklung ihrer Methode.

«Wenn ich etwas machen kann, kann ich es auch un-machen, verändern,» sagte sie mir. Das geht nicht leicht, Gewohnheiten sitzen ganz schön tief. «Ich musste einen neuen Körper erfinden.»

Die Cantienica-Methode erarbeitet prinzipielle Hinweise für die gesunde Körperhaltung, für die leichte Aufrichtung, die Aufspannung der Wirbelsäule. Sie entwickelt Übungen, um Knochen zu befreien, in die ideale Anordnung zu bringen und alle, auch «vergessene» Muskeln zu benutzen.

Es wird großen Wert darauf gelegt, wirklich alle Skelettmuskeln des Körpers zu aktivieren und zu einer sinnvollen Zusammenarbeit zu führen.

Es gibt keine überflüssigen Muskeln! Wer die Übungen der Methode regelmäßig macht, fühlt sich wohl, gut trainiert, und allmählich (im Laufe von wenigen Wochen deutlich spürbar) harmonisieren sich die Proportionen des Körpers. Die Aktivierung der gelenknahen Muskeln (hier immer Tiefenmuskulatur genannt) wird in herkömmlichen Übungsmethoden oft wenig beachtet. Wenn die «Haltemuskulatur», die knochennahe Tiefenmuskulatur, aktiv ist, sind die Gelenke frei. Gedehnte Gelenke nutzen sich nicht ab.

Die Übungen der Methode sind teilweise sehr fein. Sie lenken die Aufmerksamkeit in bisher vielleicht unbewusste Bereiche des Körpers. Es werden auch Muskeln aktiviert, die angeblich nicht willkürlich aktivierbar sind. Ich denke, dass sich da vieles in den letzten Jahrzehnten gewandelt hat. Dass diese Muskelschichten früher unwillkürlich arbeiteten, heute aber entweder erschlaffen oder bewusst aktiviert werden können.

Indem das Bewegungsbewusstsein in diese unbekannten Bereiche gelenkt wird, wird die Eigenwahrnehmung geschult. Mit der Zeit spürt die/der Übende, was sich dadurch verändern kann. Durch das Erleben von Strukturbildungen, durch feines Wahrnehmen von Bewegungszusammenhängen werden die Übungen immer präziser. Die Wirksamkeit hängt sehr von der Stellung der Gelenke und Knochen zueinander ab, die Wahrnehmung dafür wird zunehmend sicher, die Zusammenhänge immer klarer.

Die Methode ist nicht abgeschlossen. Sie «lebt», sie «bewegt» sich. In den letzten Jahren wurde sie immer weiter entwickelt. Sie werden im Literaturverzeichnis sehen, dass es ganz neue Bücher von Cantieni zu ihrer Methode gibt.

3. Anatomie erleben

3.1 Herkömmliche Anatomie

Das Wort Anatomie kommt aus dem Griechischen, von *ana* – auf, hinauf und *tomein* – schneiden. *Dissecare* im Lateinischen meint das Gleiche: auseinanderschneiden, aufschneiden. Anatomie bedeutet das Untersuchen (das Auf-schneiden) von Leichen, um Gesetze des menschlichen Körperbaus zu erforschen. Anatomie beschreibt den gesunden Körper, die Pathologie die durch Krankheiten entstandenen Abweichungen davon.

Schon vor Jahrtausenden interessierten sich die Menschen für Anatomie. Es existieren alte «anatomische» Zeugnisse aus den verschiedensten Kulturen.

In der abendländischen Kultur gibt es eine Jahrhunderte lange Lücke in der Anatomie. Das Dogma von der Auferstehung des Fleisches verbot jede derartige Forschung. Das ist uns meist gar nicht bewusst, wie sehr Glaubenssätze die Wissenschaft beeinflussen können. Andererseits gibt es immer Ausreißer, die sich einfach über Dogmen hinweg setzen. Der Wissensdrang lässt sich nicht einsperren. So wurde an manchen Orten trotz des Dogmas von der Auferstehung des Fleisches heimlich geforscht. Bekannt sind die anatomischen Zeichnungen von Leonardo da Vinci. Sie entstanden bei Studien, die der Künstler heimlich in Leichenhallen oder mit gestohlenen Leichen in einem Keller bei Kerzenlicht machte.

Benita Cantieni spricht öfter davon und betont, dass das immer Leichen von armen Leuten gewesen waren, die körperlich schwerst gearbeitet hatten, «keine feingliedrigen Edelleute». Das habe natürlich gewirkt auf das, was als normaler Körperbau betrachtet wurde. Die gekrümmte gebeugte Wirbelsäule zum Beispiel wird bei schwerer Arbeit und vielleicht zusätzlich großen Sorgen und materieller Not immer krummer. Die Lebensweise und die Lebensumstände haben großen Einfluss auf den Körperbau. Das kann jeder von uns in seinem Alltag an sich und seinen Mitmenschen beobachten. Sehr sichtbar dafür ist der Umbau der Hand entsprechend der vorwiegend ausgeführten Tätigkeit. Die Hände eines Pianisten haben eine andere Prägung als die eines Bildhauers.

Es verwundert nicht, dass die Vorstellungen anatomischer Einzelheiten sich im Laufe der Geschichte wandeln. Vorstellen und Erleben beeinflussen sich gegenseitig sehr direkt. Ein Mensch vor dreitausend Jahren hatte eine ganz andere Beziehung zur Welt als wir heute. Unsere Schulwissenschaft sieht meist nur, wo wir heute «weiter entwickelt» oder «besser» geworden sind. Aber jeder weiß, dass auch vieles verloren ging.

Vor William Harvey (1578–1657, Anatom und Leibarzt des englischen Königs, gilt als wesentlich beteiligt in der Begründung der wissenschaftlichen Methoden in der Medizin) wurde davon ausgegangen, dass sich das Blut in der Peripherie des menschlichen Körpers entmaterialisiert und es ständig nachgebildet wird. Es gab noch keinen geschlossenen Blutkreislauf. Wer sich erlebend in diese Vorstellung versenkt, spürt eine Offenheit des Körpers nach außen. Ein sich an den Umkreis Hingeben und den Umkreis in sich Hineinnehmen. Die Grenze zwischen innen und außen ist nicht scharf, nicht fest, sie ist noch lebendig. Zwischen Entmaterialisieren und Materialisieren findet ein Kraftaustausch, eine Neuorientierung statt. So erlebten sich die Menschen zur damaligen Zeit nicht abgeschlossen nach außen. Erst als der Materialismus immer bestimmender wurde, fand im allgemeinen menschlichen Bewusstsein eine klare Trennung statt zwischen innen und außen. Der menschliche Körper bekam eine fest definierte materielle Grenze.

Die Art, wie ich meinen Leib erlebe und mir meinen Leib vorstelle, beeinflusst sehr wesentlich die Art, wie ich mich bewege. Wenn ich mich verbunden fühle mit meinem Umkreis, werden Bewegungen offen, gedehnt, fließend. Wenn ich mich stark in mir erlebe, abgeschlossen, mich vielleicht sogar aus Angst in mich zurückziehe, wird auch die Bewegung geschlossen, zusammenziehend, «begrenzend». Dieser Gedanke scheint mir wichtig für das, was weiter unten über Tiefenmuskulatur und äußere Muskulatur ausgeführt ist.

In der heutigen Anatomie wird nicht mehr nur an Leichen geforscht. Durch modernste bildgebende Verfahren können Strukturen des Körpers dargestellt und erforscht werden auch an Lebenden. Es geht dabei immer um «objektive» Bilder von festen Strukturen oder physikalischen Vorgängen. Wobei objektiv in der heutigen Wissenschaft mit statistisch signifikant gleichgesetzt wird. Die Häufigkeit entscheidet dabei, was als Gesetz gilt. Als normal. Es ist wichtig, das zu berücksichtigen.

Individuell kann ein Abweichen von der Norm als besonders gesund und positiv erlebt werden.

Das Gesetz sagt nichts aus über die Möglichkeit, die der Einzelne hat. Wenn es zum Glaubenssatz erhoben wird, betrügt es uns um die eigenen Möglichkeiten, am Gesetz vorbei gesund zu werden und zu sein.
(Kommentar von Benita Cantieni zu diesem Text)

Noch ein Zitat:

«Gesundheit und gesunden sind heute immer individuell. In der Krankheit kommt etwas Allgemeines.» (mündlich von Fritz Hemmerich)

3.2 Lebendige Anatomie

Kann es eine lebendige Anatomie geben? Wörtlich genommen (s. Kap. 3.1) nicht. Andererseits hat sich der Begriff Anatomie abgelöst von seinem Ursprung, und heute versteht jeder darunter den Aufbau des Leibes/Körpers. Des nicht krankhaft veränderten Körpers.

Wenn das Leben aus einem Körper weicht, zerfällt dieser, geht sozusagen über in das Allgemeine. Manche Strukturen sofort, andere brauchen lange.

Was charakterisiert Leben, lebendig? Ein Aspekt unter vielen anderen von Leben ist, dass es keine festen Grenzen hat. Leben braucht immer den Austausch mit der Umgebung. Leben verändert ständig den stofflichen und strukturellen Zusammenhang. Leben ist im Fluss.

So geht Leben immer mit Bewegung einher. Auch Stoffwechsel ist Bewegung. Stoffe werden bewegt vom Leben. Atmung, Wachstum, Fortpflanzung sind Grundlagen für alles Lebendige. Sie sind alle nur mit Bewegung möglich.

Wenn sich ein Mensch bewegt, ist das natürlich eine andere Dimension. Es werden ja nicht Stoffe ausgetauscht, sondern der ganze Körper oder Teile des Körpers zueinander werden bewegt.

Wenn Leben immer mit Bewegung einhergeht, ist lebendige Anatomie bewegte Anatomie. Anatomie am Lebenden, nicht am Toten oder am technischen Bild.

Wenn derjenige Mensch, der sich bewegt, wach und achtsam ist, kann lebendige Anatomie zur erlebten Anatomie werden.

Benita Cantieni spricht oft von logischer Anatomie. Sie erlebt Bewegungsströmungen und folgert daraus logisch auf Strukturen.

Wir haben Sinnesorgane, die innerleiblich wahrnehmen (s. Kap. 12.1, Proprioception). Mit diesen leibgerichteten Sinnesorganen kann eine Bewegungs-Struktur im Körper wahrgenommen werden. Dieser eigenen Wahrnehmung zu vertrauen – auch wenn sie nicht statistisch beweisbar ist –, ist der nächste Schritt. Sie kann nur wahrnehmend beweisbar sein. Und nur von dem, der sich darauf einlässt, mit den eigenen leibgerichteten Sinnen wahrzunehmen. Von dem, der bereit ist, zu erleben.

In einem Cantienica-Kurs wird nach einer neuen anatomiegerechten Übung oft gefragt: Wie fühlt sich das an? Meist herrscht eine erstaunliche Übereinstimmung unter den Teilnehmerinnen der geschilderten Eindrücke, der geschilderten Erlebnisse. Auch daraus können «Gesetzmäßigkeiten» gefolgert werden. Das ist auch gemeint mit erlebter Anatomie.

Unser Denken ist heute sehr vom Festen geprägt, nicht vom Leben. Zahlen haben eine große Bedeutung. Beweise müssen reproduzierbar sein. Wiederholbar mit dem gleichen Ergebnis. Das geht nicht im Fluss, im Lebendigen. Lebendige Anatomie erfordert auch ein lebendiges bewegtes Denken.

In der universitären Medizin wird Materielles und Seelisches anerkannt. Das Messbare, das Sichtbare des materiellen Körpers spielt eine zentrale Rolle. Inzwischen ist es auch klar, dass Seelisches eine große medizinische Bedeutung hat. Wie die Seele auf den Körper wirkt im positiven und im krankmachenden Sinn, beschäftigt einen ganzen medizinischen Fachbereich, die Psychosomatik.

Die Frage nach dem Lebendigen jedoch wird nur von wenigen gestellt. Das Prinzip Leben ist noch nicht wissenschaftlich ergriffen, wird ausgespart. Mit welcher Kraft durchbricht ein wachsender Grashalm eine dicke Teerschicht? Durch chemische Reaktionen? Durch Enzyme? So wird es naturwissenschaftlich dargestellt. Doch woher kommen die?

Die Cantienica-Methode geht vom eigenen Erleben aus. Die Methode will, dass ich an meinem eigenen Leib Erfahrungen mache, dass ich spüre, was und wie ich etwas bewegen kann. Der Ausgangspunkt ist unter Anleitung das eigene Erleben, die Wahrnehmung der eigenen Bewegung. Ich erlebe etwas und kann daraus eine Struktur folgern. Ich erfahre anatomische Gesetze nicht erstarrt, sondern im Lebenszusammenhang, in der Bewegung, in meiner Bewegung.

Lebendige Anatomie verändert sich. Das ist ein Prinzip des Lebens. Was im Fluss ist, wechselt die Gestalt. Langsam oder schnell, je nachdem.

Jeder weiß, dass anatomisch gesehen ein Kind anders gebaut ist als ein reifer oder ein alter Mensch. Das geschieht sozusagen automatisch, das ist «der Lauf des Lebens».

Es kann allerdings neben den Veränderungen, die naturgegeben passieren, durch bewusst geführte Bewegung auch eigenverantwortlich Einfluss genommen werden. Die Weise, wie wir uns bewegen, wirkt zurück auf die Strukturen des Bewegungssystems. Wir können über Bewegung unsere Anatomie verändern – bis in die Knochen hinein. Das geht natürlich nicht beliebig. Die Arme werden nicht länger werden als die Beine. Ein Gelenk wird nicht in eine ihm fremde Richtung bewegt werden können und dabei gesund bleiben. Es geht nur im Rahmen der vorhandenen Möglichkeiten. Aber die sind oft viel größer, als wir annehmen; auch bei Erwachsenen, auch im fortgeschrittenen Alter. Diagnosen legen oft sehr fest. Sie kommen ja aus dem unlebendigen Denken. Oft nützt es, eine Diagnose zu wissen. Vor allem, um etwas Schlimmeres auszuschließen, um nichts Wichtiges zu versäumen. Aber eingefrorene Diagnosen frieren auch die «Gesund-werden-Spielräume» ein. Die Überzeugung, etwas zu haben, eine Krankheit zu haben, kann fixieren und einen Tunnelblick verursachen. Nicht wenige Menschen identifizieren sich geradezu mit ihren Krankheiten. Die eigenen Spielräume kennenzulernen, bewusst auszunutzen, vielleicht sogar zu erweitern, ist ein Anliegen der Cantienica-Methode.

Unser Lebendiges in die eigene Verantwortung nehmen.

Der menschliche Leib ist individuell und unterliegt gleichzeitig allgemeinen Gesetzmäßigkeiten. Jedes Gelenk hat einen Bewegungsspielraum, eine lebendige Architektur. Wenn die Architektur geachtet wird, ist der Bewegungsspielraum eines Gelenkes optimal. Wenn sich ein Mensch lange entgegen dieser Architektur verhält, fehlbelastet, einseitig belastet, passiv überdehnt, zu viel Gewicht ungleichmäßig verteilt, kommt es zu einem Umbau im negativen Sinn, genannt Abnutzung. Übung im Sinne der Architektur verfeinert, kräftigt, ernährt. Körperverhalten entgegen der lebendigen Architektur verzerrt, schränkt ein, zerstört. Deswegen ist es sinnvoll, sich mit der Architektur des Leibes zu beschäftigen. Es ist dann leichter, sich entsprechend dieser zu verhalten. Mir fällt das in meinen Kursen immer auf. Wenn ich an einem Skelett die Architektur des Schultergürtels gezeigt habe, bewegen hinterher die Teilnehmenden ihre Arme freier und geschickter.

Wenn wir ein «Knochenbewusstsein» haben und darauf vertrauen, dass jeder Knochen eine Daseinsberechtigung hat, seinen Platz braucht, jedes Gelenk alle Muskeln, um sich in seiner Architektur vernünftig zu bewegen, dann können sogenannte Alterserkrankungen und Abnutzungserscheinungen bis zu einem gewissen Grad vermieden werden. Vielleicht lassen wir uns dann weniger dazu verführen, Modetrends in der operativen Medizin, in der Schuh- und Kleidungsindustrie, in der Möbelherstellung usw. zu erliegen, die der lebendigen Architektur schaden. Das wäre eine echte Altersvorsorge.

Wenn wir den Leib gemäß seinen Gesetzen behandeln und benutzen, muss er sich nicht abnutzen. Dafür ist es gut, ihn zu kennen. Wie bewege ich ein Gelenk auf seine Weise? Wie halte ich mich, um zu verhindern, dass z. B. die Speiseröhre abknickt? Wie schwinge ich bei jedem Schritt mit meiner Brustwirbelsäule, damit die Koordination von rechts und links erhalten bleibt? Die Zusammenarbeit der einzelnen Strukturen des Körpers ist entscheidend. Nicht das Aufzüchten einer einzelnen Struktur auf Kosten von anderen.

Übung 1: Aufrecht sitzen

Der Stuhl, auf dem Sie sitzen, sollte eine gerade feste Sitzfläche haben. Lehne brauchen Sie keine. Die Sitzhöhe spielt für die Leichtigkeit der Aufrichte eine Rolle. Der Winkel im Hüftgelenk sollte ungefähr 90 Grad sein. Sie tun sich am Anfang dann leichter. Wenn der Winkel etwas größer ist, macht es weniger, als wenn er kleiner ist. Anders ausgedrückt: Wenn der Stuhl etwas höher ist stört es weniger als wenn er zu niedrig ist. Wenn Sie geübt sind, geht es in jeder Höhe des Stuhles.

Sie spüren zwei Knochen auf der Sitzfläche: Ihre Sitzhöcker. Sie heißen so, sie sind für das Sitzen «geplant». Der Bauplan sieht es so vor (vgl. Abb. 3-1).

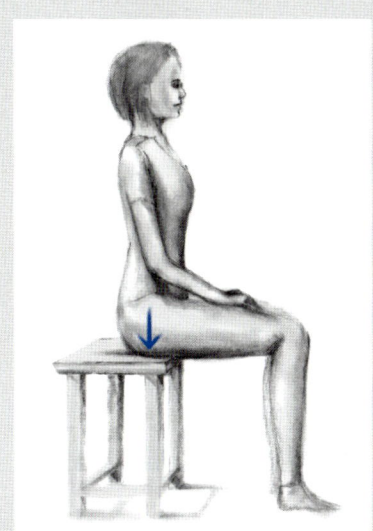

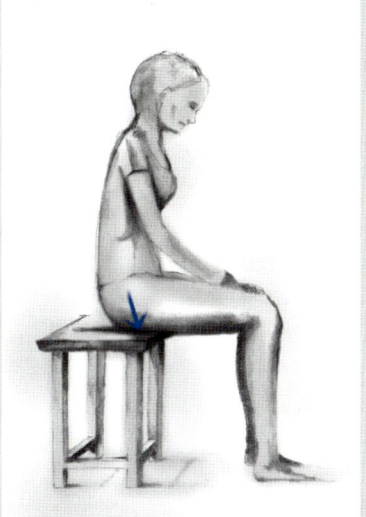

Abbildung 3-1: In dieser Sitzposition ist das Becken aufgerichtet. Die Sitzknochen schauen nach unten Richtung Sitzfläche.

Abbildung 3-2: Hier ist das Becken nach hinten gekippt. Dadurch verändert sich auch die Haltung des Oberkörpers. Der Rücken wird rund.

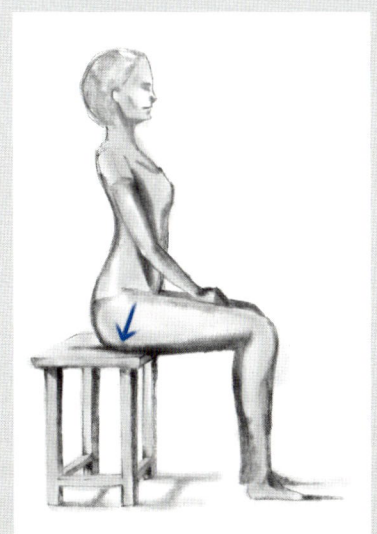

Abbildung 3-3: Wenn das Becken nach vorne gekippt wird, kommt es zum Hohlkreuz.

Diese Art zu sitzen ist heute nicht mehr normal. Fast alle Menschen sitzen hinter ihren Sitzknochen und kippen damit das Becken nach hinten (vgl. Abb. 3-2).

Wenn Sie gut auf Ihren Sitzknochen sitzen, spüren Sie diese eindeutig, jedoch ohne Schmerz. Wenn Sie jahrelang nicht darauf gesessen haben, kann es sich schon merkwürdig anfühlen. Probieren Sie, das Becken etwas nach hinten zu kippen, – da kommt wie eine Kante, die unangenehm ist. Wieder auf die Mitte zurück. Vielleicht probieren Sie noch, das Becken nach vorne zu kippen, im Hohlkreuz zu sitzen (vgl. Abb. 3-3). Nur um zu merken, was nicht gut ist. Das so gemachte Hohlkreuz kommt heute wenig vor. Es ist in unserer Kultur nicht mehr üblich, das Becken nach vorne zu kippen. Das war vor einigen Jahrzehnten noch anders und ist in anderen Ländern auch anders.

Wenn Sie die richtige Stellung des Beckens gefunden haben, achten Sie als nächstes auf Ihre Beine. Die Beine sind parallel, fallen weder zusammen noch auseinander. Die Knie stehen so weit auseinander wie Ihre Hüftgelenke. Diese sind etwa in der Mitte Ihrer Leisten.

Die Fersen stehen exakt unter den Knien, die Zehen etwas weiter auseinander als die Fersen.

Wandern Sie jetzt wieder mit Ihrer ganzen Aufmerksamkeit zu den Sitzknochen. Stellen Sie sich vor, diese hätten je ein Auge. Die Augen schauen weit in die Ferne und treffen sich dann dort. Das Auge des rechten Sitzhöckers richten sich ein ganz klein wenig nach links und umgekehrt. Sie treffen sich vielleicht auf dem Boden oder noch weiter weg.

Jetzt wandern Sie ganz nach oben zu Ihrem Kopf. Zum Kronenpunkt. Der Kronenpunkt ist nicht der höchste Punkt des Kopfes. Dieser wäre der Scheitelpunkt. Der Kronenpunkt liegt etwas hinter dem Scheitelpunkt. Da, wo Ihr verlängertes Rückenmark über den Kopf hinaus wachsen würde

An diesem Kronenpunkt entspringt ein wunderbarer Faden, der bis zum Himmel hinauf reicht. Ihr Kopf wird wie von oben getragen. Wenn Sie möchten, denken Sie sich einen Stern genau über Ihnen, an dem dieser Faden hängt. Der Kopf wird vom Stern gehalten und ist somit ganz leicht geworden (vgl. Abb. 3-4).

Der Kopf dehnt sich nach oben, die Beckenknochen richten sich nach unten. Dann sitzen Sie aufrecht.

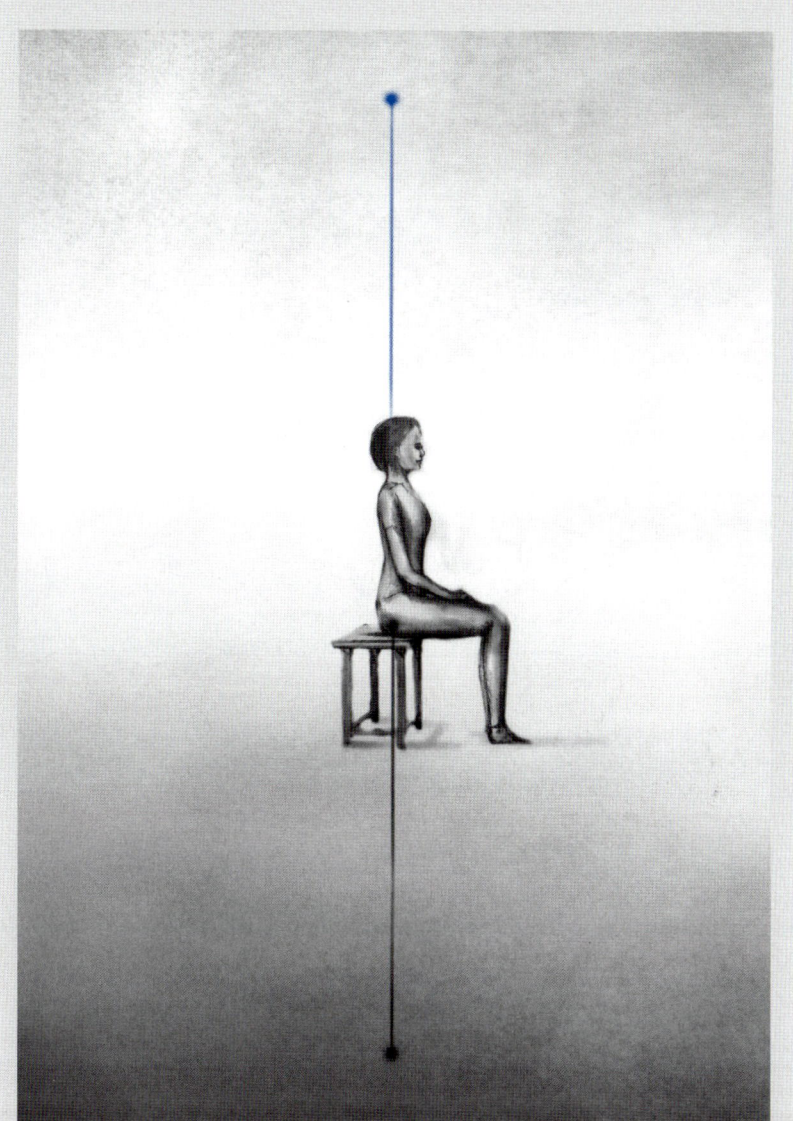

Abbildung 3-4: Noch einmal die ideale Sitzposition. Der Kronenpunkt orientiert sich über den Kopf hinaus, und die Sitzknochen «verlängern» sich gedanklich in die Erde.

4. Der entzerrte Leib

4.1 Verzerrungen

Für jeden von uns gibt es zahlreiche Dinge, die das Leben prägen und den Leib mit formen. Da sind allgemeine kulturelle Einflüsse wie Sozialisation, Erziehung, gesellschaftliche Normen. Sie prägen ganze Menschengruppen. Zusätzlich haben wir ganz persönliche Erlebnisse und Begegnungen. Das alles kann sich auf verschiedene Weise in uns einschreiben, in unsere Bewegungsgewohnheiten, an den Strukturen des Leibes formen und deutlich die Haltung des Körpers bestimmen. Bei jedem Einzelnen und in sozialen Gruppen. Manchmal ist der «Bauplan» dahinter kaum noch zu ahnen. Durch lang anhaltenden «schlechten» Gebrauch – meist unbewusst – gewöhnt sich der Mensch an Körperhaltungen, auch wenn sie anstrengend sind – viel anstrengender oft als die anatomisch korrekte Haltung. Je mehr er sich an die ungünstige Haltung gewöhnt, umso mehr identifiziert er sich damit und findet sie normal.

Die Haltung schreibt sich über die Jahre ein in die Form der Knochen. So kommt es, dass unsere Haltung und dann unsere Knochen und Gelenke nicht mehr der gesunden menschlichen Natur entsprechen. Verhaltenseinseitigkeiten, seelische Wunden, soziale Nachahmung können die Strukturen verzerren.

Wenn zum Beispiel Jahrzehnte lang die Schultern hochgezogen werden, verändern sich die Schlüsselbeine. Sie werden kürzer, gebogen und dicker.

Oder eine Person, die ihr Becken jahrelang nach hinten kippt, da dies aus sozialen Gründen erwünscht scheint, schädigt die Gelenke zwischen Lendenwirbel und Kreuzbein. Trotzdem glaubt sie, dass es so sein muss. Manchmal geht es so weit, dass ein ganzes moralisches Wertesystem aufgegeben werden muss, bevor eine andere Haltung eingenommen werden kann; auch wenn diese andere Haltung der lebendigen Körpermechanik viel besser entspricht. Tiefsitzende Gewohnheiten sitzen eben tief.

Gelingt es dann durch Einüben einer anderen Haltung, Muskeln dauerhaft zu entlasten, sich – so verrückt es klingt – an die Entlastung zu gewöhnen, können neue, beziehungsweise vergessene (als Kind war es ja vielleicht schon so gewesen) Bewegungsmuster an die Stelle der gewohnten treten.

Was vom Leben verformt wurde, durch oben genannte Einflüsse, kann vom «anders» Leben auch wieder – zumindest teilweise – neu geformt werden. Kann durch bauplangerechte Übung wieder entzerrt werden. Leben ist im Fluss. Immer. Das Bild des Flusses ist dafür gut geeignet. Ein Fluss fließt. Er mäandert durch die Landschaft, passt sich ihr an. Er formt die Landschaft, wird aber auch von der Landschaft geformt. Beide passen zueinander. Erst der künstliche Staudamm, die Begradigung, die Manipulation durch kurzsichtige menschliche Berechnungen zerstören den natürlichen Zusammenhang. Fällt der Fluss dann ganz heraus aus dem Zusammenhang, kann er regelrecht «kippen», verschlammen, veralgen, «krank» werden. Er kann aber auch wieder gesunden, wenn er – diesmal von einfühlender menschlicher Hand – verständnisvoll eingegliedert wird in seine Umgebung. Wenn seinen Flussgesetzen Rechnung getragen wird.

Zurück zum menschlichen Körper. Wenn der verzerrte Körper entzerrt werden soll, dann ist ein bewährtes Werkzeug dazu die gute Bewegung – Bewegung im Sinne der gesunden Natur. Dafür braucht es heute meist einen Wegweiser, einen Richtungsgeber. Das wird in der Cantienica-Methode praktiziert. Zusätzlich zum «guten» Bewegen sich noch achtsam und liebevoll in den ursprünglichen Bauplan zu vertiefen (s. Kapitel 10 und 11), beschleunigt den Prozess. Es kann durchaus gelingen, Verformungen nicht nur auszugleichen, sondern wirklich wieder neu und gut zu formen. So wie der Fluss das Flussbett formt, so formt Bewegung das Bewegungssystem, je nachdem, wie sie ausgeführt wird.

> Es geht nicht, wenn die Natur manipuliert und herabgewürdigt wird. Voraussetzung ist, Naturgesetze zu achten und wertzuschätzen. Sich liebevoll in den menschlichen Leib hineinzufühlen, in den allgemeinen und in den ganz individuellen, ist Bedingung. Und das Vertrauen in die Veränderungsmöglichkeiten unserer Gewohnheiten.

Jeder hat es ein bisschen selber in der Hand, wie er sich formt, verformt, verzerrt, entzerrt.

4.2 Aufrichtig

«Aufrichtig aufrecht» steht als Titel dieses Buches.

Was ist gemeint mit aufrichtig? Ehrlich sein? Die Wahrheit sagen?

Eigentlich meine ich auf anderer Ebene das Gleiche, was ich als ein Merkmal des Lebens beschrieben habe. Leben sondert sich nicht heraus aus dem Zusammenhang. Leben hat keine festen Grenzen, geht nur im Austausch von innen und außen. Das wurde in dem Kapitel «lebendige Anatomie» (vgl. Kap. 3.2) betont.

So meint hier «aufrichtig» ebenfalls, den Zusammenhang nicht zu vergessen. Sich nicht abzusondern, sich nicht auf Kosten eines Anderen zu entwickeln, oder – die andere Version – sich nicht zu verstecken, ungesehen zu machen.

Dieses Thema aufrichtig durchzieht den Text des Buches. Achtung und Wertschätzung von Naturgesetzen steht am Schluss des vorigen Kapitels. Sowohl in Bezug auf den menschlichen Körper als auch im Hinblick auf die Natur. Das gilt zum Beispiel für das Fließen eines Flusses. Wenn ein Fluss aufrichtig fließen darf, passt er zur Landschaft. Die Landschaft passt zu ihm. Der Fluss bildet fließend die Landschaft, die Landschaft beeinflusst das Fließen des Flusses.

Um Missverständnisse zu vermeiden: aufrichtig in diesem Zusammenhang meint nicht, alles sich selbst zu überlassen, bloß nicht einzugreifen. Nein, das ist sicher nicht gemeint. Der Mensch gehört ja auch dazu. Der Mensch, der sich für seine Bedürfnisse Lebensräume schafft, der arbeitende, sich ernährende, im sozialen Zusammenhang lebende Mensch, der phantasievoll schöpferisch Neues entwickelt, ausprobiert, besinnlich sich zurückzieht und vieles mehr. Der Mensch greift ein, verändert, kultiviert. Es ist ein Unterschied, ob er nur seine eigenen Bedürfnisse sieht, kurzsichtig manipulativ eingreift, oder ob es im Austausch mit dem natürlichen Zusammenhang geschieht.

Aufrichtig im Hinblick auf den menschlichen Körper, auf Bewegung meint ebenso, den Menschen als Ganzes sehen. Nicht irgendeinen Teil vom Rest isolieren: Wenn eine Struktur des Leibes verzerrt wurde – durch unsachgemäße Benutzung – kann Bewegung im Sinne der lebendigen Architektur des menschlichen Körpers auch wieder entzerren. Bewegung des ganzen Körpers. Das überrascht manchmal am Anfang. Warum muss nicht nur dieses eine Gelenk «beübt» werden, wo zum Beispiel der Schmerz sitzt? Einfach weil es nicht funktioniert. Weil dieses Gelenk zum Ganzen gehört und nur eingegliedert in den Bewegungsfluss des Ganzen seiner Aufgabe gerecht werden kann. Achtsamkeit in der Bewegung, Wertschätzung der menschlichen Körperarchitektur als Ganzes, nicht nur eines abgesonderten Körperteiles.

5. Well-Aging

Zu Beginn des Kapitels eine vielleicht gewagte These: Es gibt selbstverständlich Alterserscheinungen, aber eigentlich keine Alterskrankheiten.
Alterserscheinungen gibt es für jede Altersstufe, nicht nur im sogenannten
Alter. Ein 50-jähriger Mann hat einen anderen Stoffwechsel als ein 40-Jäh-
riger, nur als ein Beispiel.

Was heute schnell und allgemein üblich als Alterskrankheit definiert
wird, kommt oft gar nicht vom Alter, sondern vom langen schlechten
Gebrauch des Körpers. Ein langer «ungünstiger» Gebrauch des Körpers
kann krank machen. Natürlich viel mehr als ein kurze Zeit dauernder
ungünstiger Gebrauch. Das leuchtet jedem ein. Das Ergebnis wird dann
Alterskrankheit genannt. Wenn viele darunter leiden, wird es zur Norm
erhoben.

So ist es heute schon fast normal, mit 70 Jahren eine künstliche Hüfte zu
haben und kleiner zu werden. Das Kleinerwerden, die Gelenkabnützung
und anderes liegen weniger an unserer Biologie als an unserer Kultur. Ab-
nutzungs-Krankheiten gibt es mehr bei älteren Menschen. Aber nicht, weil
sie alt sind, sondern weil sie lange schlecht umgegangen sind mit sich. Lange schlecht mit sich umzugehen schadet mehr, als kurz schlecht mit sich
umzugehen. Altersabhängig ist somit die Dauer des schlechten Umganges.

Seit Jahren ist Anti-Aging in aller Munde. Ein hohes Alter zu erreichen
ist attraktiv, ein hohes Alter zu haben nicht. Viele Menschen opfern viel
Zeit, viel Geld und gehen sogar medizinische Risiken ein, um jünger auszu-
sehen, als sie sind. Oft werden sie dabei nicht gesünder.

Anti-Aging will Alterserscheinungen abschaffen. Well-Aging will Alterskrankheiten reduzieren.

Wenn der Mensch älter wird, muss er nicht krank und gebrechlich werden. Jedes Alter hat seine Themen und Besonderheiten. Ein alter Mensch

kann Qualitäten haben, die es in der Jugend nicht geben kann. Umgekehrt natürlich auch. Die Altersstufen können voneinander gewinnen, sich ergänzen. Zum sozialen System gehören alle Altersstufen.

> Altersstufen auszugrenzen aus dem sozialen Zusammenhang oder zu verleugnen durch manipulative Maßnahmen zieht eine künstliche Grenze im «menschlichen Biotop», die für alle ungesund ist.

In manchen Kulturen hat der alte Mensch einen hohen sozialen Stellenwert. Da gibt es dann auch keine Altersdepressionen. Unsere Kultur hat sich – gesteuert von der Industrie – ein gleichmacherisches Idealbild des Menschen aufgebaut. Alte Menschen haben darin keinen Platz. Mancher empfindet es schon als Katastrophe, wenn er sein 40. Lebensjahr erreicht hat, und fast als Beleidigung, wenn sein Alter von anderen richtig eingeschätzt wird.

Natürlich gibt es Unterschiede zwischen den einzelnen Altersstufen. Kinder unterscheiden sich von Erwachsenen. Ganz klar. Wenn Sie studieren, wie sich kleine Kinder, Jugendliche und Erwachsene, bewegen, fallen «gesetzmäßige» Unterschiede auf.

Ich zitiere Christian Larsen, der sich sehr mit der Bewegungsweise von Kindern beschäftigt hat:

> Im Kindesalter sind Haltungs- und Bewegungsmuster frei und plastisch modulierbar. In der Pubertät prägen sich Gewohnheiten tief als Muster ein. (Larsen, 2001, S. 176)

Der geschulte Blick hat den Eindruck, dass Kinder vor der Pubertät viel mehr Aktivität in der Tiefenmuskulatur haben als Erwachsene. (Über die Tiefenmuskulatur folgen später in diesem Buch noch mehrere Ausführungen.) Die großen äußeren Muskeln sind bei kleinen Kindern noch nicht ausgeformt.

Mit welcher Leichtigkeit kann ein Säugling über zehn Minuten beide Beinchen in der Luft halten und friedlich vor sich hin strampeln (vgl. Abb. 5-1) oder seine Fingerchen fasziniert studieren, die sich an einer schwerelosen Hand bewegen. Es kostet keine Kraft, die Hand lange so zu halten. Und es sieht aus, als würden die Finger von unsichtbaren Fäden wie von außen bewegt.

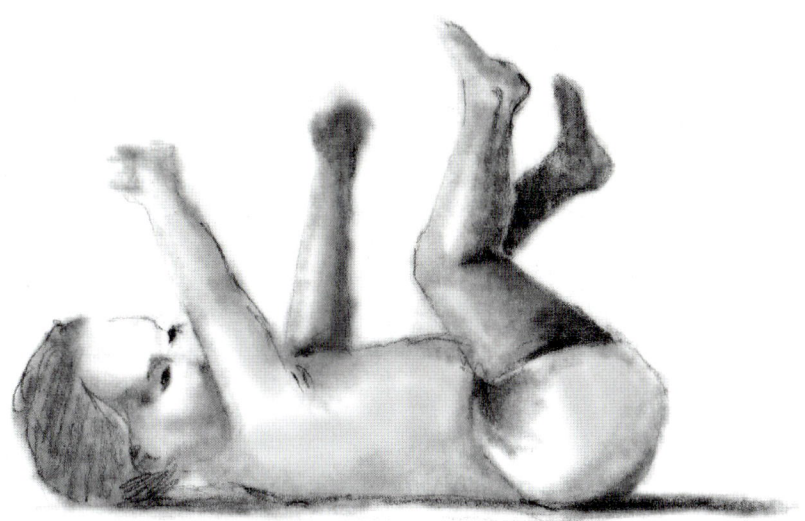

Abbildung 5-1: Ein strampelndes Kind studiert seine Hand. Die Beinchen sind schwerelos.

Im Jugendalter werden immer mehr die großen äußeren Muskeln aufgebaut. Sie formen sich aus, werden tätig, bekommen Kraft. Das ist gesund und wichtig. Die Tiefenmuskulatur arbeitet weiter, ohne dass sie bewusst eingesetzt wird. Das hört aber auf, wenn wir älter werden. Heute beobachten wir das schon bei Jugendlichen und jungen Erwachsenen (ob es früher anders war, wäre eine interessante Forschungsfrage). Wenn dann allmählich ein Bewegungsmuster entsteht, das die Tiefenmuskulatur ganz vernachlässigt, geht das über die Jahrzehnte nicht gut.

Die äußeren Muskeln einseitig zu gebrauchen ohne Aktivität der Tiefenmuskulatur führt zu Abbau und Gelenkverschleiß, und zu anderen «Alterskrankheiten».

Wunderbarer Weise kann die Tiefenmuskulatur in jedem Alter wieder erweckt und bewusst gebraucht werden. Jeder kann es erlernen – bzw. erinnern (da er es als Kind konnte). Dann stehen situationsabhängig alle Muskeln zur Verfügung, was tatsächlich einen Well-Aging-Effekt hat.

Da die Lebenserwartung rasant zugenommen hat, ist dieser Aspekt ein Gewinn von Lebensqualität für viele Jahre. Es wird uns heute nicht geschenkt, beweglich und aufrecht zu bleiben. Durch bewusste Übung kann jeder dem näher kommen.

6. Körperform und Haltung

Zu Beginn und zum Abschluss dieses Kapitels möchte ich Mabel Todd zitieren. Mabel Todd (1907–1956) zog sich als Schülerin eine schwere Rückenverletzung zu. Sie konnte nicht mehr richtig gehen und die Ärzte prophezeiten ihr, dass sich das nicht mehr ändern lasse. Eigenständig, willensstark und konsequent gab sie sich damit nicht zufrieden. Über Stimmarbeit, später mehr über Vorstellungen gelang es ihr, ihren Gesundheitszustand durchschlagend zu verbessern. Sie gründete eine Praxis für Menschen mit Haltungs- und Bewegungsproblemen. Ihre Arbeit und Forschung bildeten die Grundlage für eine Bewegungsmethode, die Ideokinese. In der Ideokinese wird die Koordination der Muskulatur verbessert durch bildhafte Vorstellungen. Von dieser Methode gingen und gehen auch heute andere gute Bewegungsmethoden aus. Ein Zitat von ihr lautet:

> Haltungsreflexe haben eine viel weitreichendere Bedeutung, als man gemeinhin annimmt, da sie sich auch auf andere Körpervorgänge wie Atmung, Kreislauf und vielleicht sogar das Denken auswirken. (Todd, 2009, S. 42)

Mit der Körperform beschäftigen sich viele Menschen. Mit ihrer eigenen und beruflich mit der anderer Leute. Die Schönheitschirurgie lebt von der Unzufriedenheit der Leute mit ihren Körperformen. Oder die Modeindustrie wirbt mit vorteilhafter Kleidung, die ungewünschte Körperformen vertuscht.

Ein wichtiges Schönheitsideal ist heutzutage, schlank zu sein. Deswegen beschäftigen sich viele Menschen mit irgendwelchen Fettpolstern an ihrem Körper, die ihn – nachteilig – formen. Diese Polster sollen möglichst weg. Abmagerungskuren versprechen Schlankheit und werden deswegen gemacht. Aber wer kennt nicht, von sich oder von Bekannten, folgendes: Dieses Fettpolster soll weg. Also wird abgenommen. Wie auch immer. Die Waage zeigt einige Kilo weniger. Aber leider sind die Formen nicht besser geworden. Die Zielpolster stören weiter. Genau da geht es viel zu langsam mit dem Abnehmen. Warum? Weil die Fettverteilung auch mit der Muskulatur zusammenhängt (vgl. Kap. 7), und nur wenn die Muskulatur harmonisch arbeitet, sind die Proportionen harmonisch. Fettpolster hängen mit der Art der Bewegung zusammen.

Eine 50-jährige Frau, die seit fünf Wochen regelmäßig Cantienica-Übungen machte, erzählte mir, ihre Kinder hätten gesagt, sie habe abgenommen. Die Waage zeige aber zwei Kilo mehr an. Die Proportionen waren einfach besser geworden, dadurch wirkte sie schlanker.

Die Zahl auf der Waage ist nicht sehr wichtig. Proportional verteiltes Fett ist bis zu einem bestimmten Maß kein ästhetisches Problem. Andererseits haben manche sehr schlanke Menschen ohne Tonus in der Muskulatur eine entsprechend schlaffe Haltung, keine gute Figur und wenig Ausstrahlung. Sowohl Körperform als auch Haltung werden wesentlich von der Form und der Ausprägung der Muskulatur bestimmt. Da sich Muskeln durch Bewegung formen, beeinflusst Bewegung wiederum Körperform und Haltung, das ist wie eine einfache Dreisatzgleichung.

Da, wo sich die Proportion staut, was sich in kosmetisch ungünstigen Fettpolstern äußern kann, stauen sich auch Muskeln, Gelenke und sogar Knochen. Das wiederum – das Stauen der Muskeln und Knochen – kommt von der Haltungsgewohnheit. Daraus folgt logisch, dass Körperform und Körperhaltung direkt zusammenhängen.

Manchmal sieht es so aus, als sei Haltung vererbt. In dieser Familie haben alle hochgezogene Schultern, in einer anderen Familie haben alle weiblichen Personen X-Beine oder der Nackenschmerz plagt alle.

Haltung wird nachgeahmt. Wenn die Eltern die Schultern hochziehen und das Becken nach hinten kippen, tun es oft auch die Kinder. Das wird dann manchmal auf die Gene geschoben. Aber in keinem Gen steht: Schultern hochziehen oder ähnliches. Körperhaltung ist kein lebenslängliches Los.

«Halt Dich gerade» ist eine häufige Aufforderung speziell an Jugendliche. Diese Aufforderung nutzt meist wenig. Meist wird damit die Haltung des Rückens gemeint. Doch wie geht das? Wie wird der Rücken gerade? Haltung betrifft das ganze System. Es hat keinen Sinn, punktuell irgendwo an seiner Haltung «rumzumachen». Zum geraden Rücken gehören die Fußstellung, das Becken, die Kopfhaltung, alles gehört dazu. Die Stellung des Beckens ist die Grundlage für den aufrechten Rücken, die ausgewogene Position der Füße prägt Kniegelenke, Hüften, bis hin zur Beweglichkeit der Brustwirbelsäule.

In unseren erworbenen Alltagsgewohnheiten verkrampfen wir an einigen Stellen des Körpers die Muskeln, an anderen Stellen lassen wir sie untätig «hängen». Nachahmung und seelische Erlebnisse sind die Hauptfaktoren. Die Konsequenz ist eine unausgewogene Bewegung. Ein nicht benutzter Muskel wird atrophisch. Er schrumpft regelrecht. An der Stelle, an der jemand seine Muskeln «vergisst», nicht einsetzt, muskulär «zusammensinkt», ist er in seinem Körper nicht wirklich anwesend. Und da, wo er sich verkrampft, lässt er nicht mehr los. Das geht auf Kosten anderer Strukturen. Beides, zusammenzufallen und zu verkrampfen, wirkt bis in die inneren Organe hinein. Wie soll sich eine Lunge frei entfalten, wenn der Brustkorb schwer nach unten zieht?

Verkrampfungsgewohnheiten zu lösen und nicht benutzte Muskeln zu ergreifen ist Gesundheitsvorsorge.

Immer wieder erlebe ich, wie Oberbauchbeschwerden, Sodbrennen oder Verstopfung zurückgehen, wenn der Brustkorb sich wieder vom Becken entfernt und die Taille vorne nicht mehr einknickt.

Eine gute Haltung wirkt sich darüber hinaus auch positiv aus im seelischen und sozialen Leben (vgl. Storch et al., 2010). Das deutsche Wort Haltung umfasst das ganze Menschsein. Körper, Lebenseinstellung, seelisches Befinden, soziale Ausstrahlung.

Sind [Kopf, Brustkorb und Becken] entlang der Schwerkraftlinie ausgerichtet, die durch den Körperschwerpunkt geht, werden Bänder und Muskeln der Gelenke gleichmäßig belastet. Verlässt jedoch einer dieser drei Teile seine natürliche Lage, wird zusätzliche Muskelkraft erforderlich, um ihn in seiner Position im Raum zu halten, was unnötige Belastung und Energieverbrauch bedeutet.
(Todd, 2009, S. 61)

Die Zitate von Mabel Todd passen wunderbar zur Cantienica-Methode. Versuchen Sie einmal folgende Übung:

Übung 2: Aufrecht stehen

1. Auf beiden Füßen stehen. Das Gewicht auf beide Füße symmetrisch verteilen.
2. Die Füße stehen etwas auseinander. So weit auseinander, wie die Hüftgelenke auseinander liegen. Die Fersen stehen hüftweit, die Zehen ein klein wenig mehr auseinander. Die Füße bilden von oben gesehen ein angedeutetes V.
3. Jetzt das Gewicht nur über die Fersen. Den Mittel- und Vorfuß nicht belasten. Das ist für uns sehr ungewohnt. Am Anfang brauchen die meisten einen Spiegel. Seitlich vor einen Spiegel stellen, um zu sehen, wann die Sitzknochen über den Fersen stehen (vgl. **Abb. 6-1**) Es stellt sich fast immer das Gefühl ein, nach hinten zu kippen. Dagegen hilft sofort
4. den «Kronenpunkt» hochziehen, am Stern aufhängen.
5. Die Sitzknochen schauen wieder in die Ferne und treffen sich dort. Der rechte Sitzknochen schaut ein wenig in Richtung links, der linke angedeutet nach rechts (wie schon unter Übung 1 beim Sitzen beschrieben).

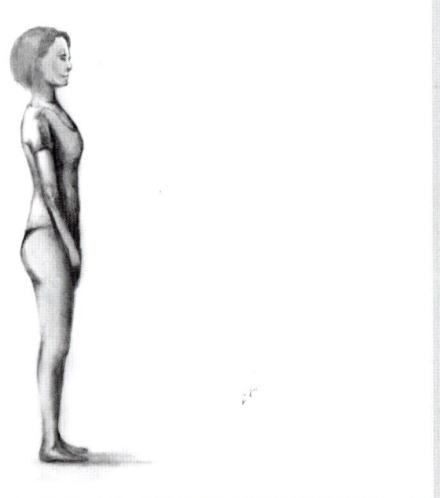

Abbildung 6-1: Stehen mit gut aufgerichtetem Becken. Die Sitzknochen sind über den Fersen.

6. So wird der Rücken gerade, gedehnt auch im Stehen. Den Körper aufspannen zwischen Fersen und Kronenpunkt – zwischen Erde und Stern (vgl. Abb. 6-2). Becken, Brustkorb und Kopf stehen in einer Linie übereinander.

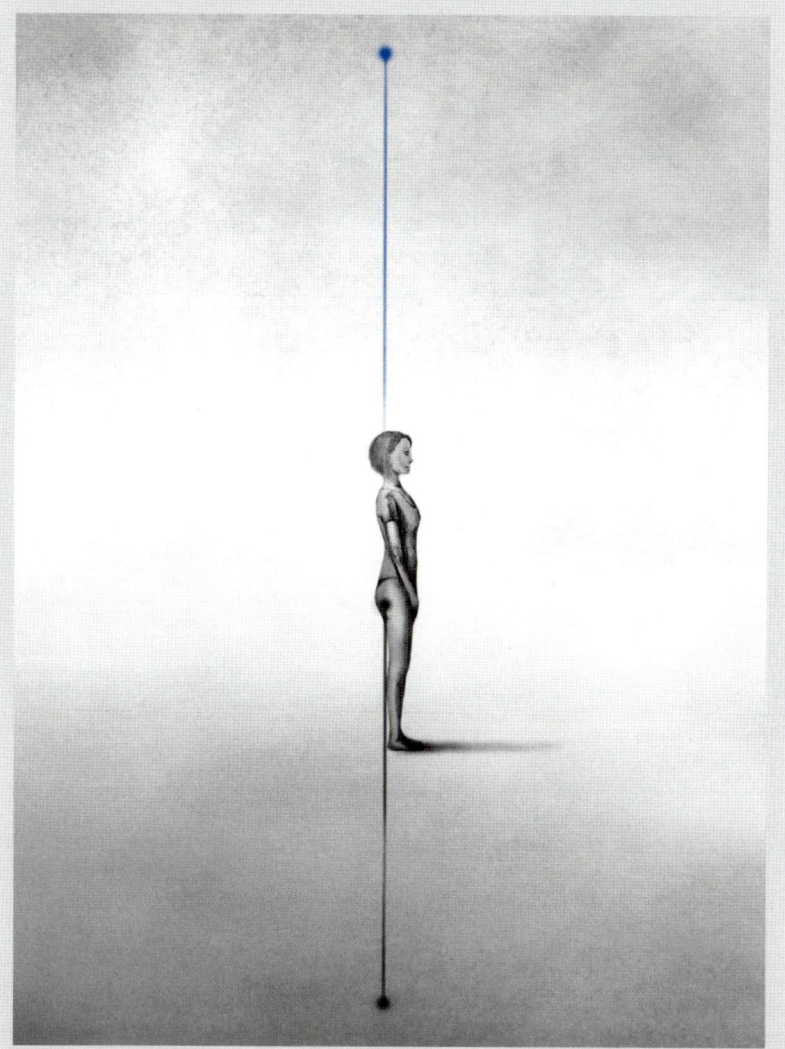

Abbildung 6-2: Auch im Stehen den Kronenpunkt nach oben dehnen und die Sitzhöcker nach unten verlängern.

7. Schönheit und Gesundheit

Schönheit ist ein wichtiges Thema in der Cantienica-Methode.

Als ich das erste Mal in das Studio in Zürich kam, war ich gespannt, wie die Cantienica-Leute wohl aussehen würden. Auch verunsichert. Soviel Schönheit und dann ich. «Mein Thema ist Gesundheit und Therapie», das dachte ich bis dahin.

Meinen ersten Eindruck dieser Cantienica-Leute formulierte ich für mich mit dem Wort «entzerrt». Mir kam auch neutral als Beschreibung. Die Cantienica-Leute sehen neutral aus. Ich erzählte hinterher: Neutrale Leiber sind schön.

> Jeder Körperteil hat seinen Platz, nichts wird übermäßig betont oder unterdrückt.

Dass diese Schönheit mit Gesundheit einhergeht, merkte ich zunehmend.

Ich erzählte nach dem ersten Aufenthalt in Zürich auch: «Du kannst so jemanden nehmen, vom Sitzen auf die Erde legen, er behält seine Haltung, passt sich nicht einfach an die Unterlage an.»

Manchmal haben Menschen, mit denen ich arbeite, Angst, sie würden arrogant aussehen, wenn sie so aufrecht sind. Wir nehmen dann einen Spiegel. Immer wundern sie sich, wie schön das ist. Meist sind sie etwas größer, der Hals länger, die Kopfhaltung gerade, die Schultern weit und frei, die Taille formt sich besser. Auch der Gesichtsausdruck verändert sich durch die aufrechte Haltung. Würde, Menschenwürde tritt in Erscheinung. Es sieht würdig aus, nicht arrogant. Natürlich wirkt es zuerst noch unsicher und künstlich. Ist es ja auch. Je mehr es in die Gewohnheit übergeht, um so selbstverständlicher wird es.

Wer sich bis dahin lieber versteckt hat, tritt jetzt in Erscheinung. Manchmal ist das durchaus auch eine Frage des Mutes.

Als ich später einmal zu Benita Cantieni, sagte: «Die Nebenwirkung meiner Therapie ist jetzt Schönheit», erwiderte sie lachend: «Die Nebenwirkung meiner Schönheitsbehandlung ist Gesundheit.»

Mit dem Thema Schönheit kann heute (fast) jeder Mensch erreicht werden. Als ich, wie in der Einleitung beschrieben, in meiner Praxis die ersten Hinweise gab auf «Tigerfeeling», sagte ich auch immer: «Wenn der Beckenboden aktiv sein soll, bitte nicht den Bauch einziehen.» Wer den Bauch einzieht, erhöht den Druck nach unten. Er belastet den Beckenboden und kippt oft auch das Becken nach hinten. Also sagte ich damals, «Beckenboden aktiv, Bauch weich lassen.» Es machte fast keiner. Die Bäuche wurden weiter eingezogen. Später las ich einmal, leider weiß ich nicht mehr wo, dass 60 % der deutschen Frauen jahrzehntelang den Bauch einziehen und deswegen im Alter einen dicken Bauch bekommen. Dieses abschreckende Beispiel wirkte. Sich einen dicken Bauch züchten wollte dann keine Frau mehr. Seitdem ich das so darstellen konnte, wurden die Bäuche nicht mehr eingezogen. (In der Cantienica-Methode werden die Bauchmuskeln ganz anders trainiert als durch Einziehen oder Sit-ups. Sie werden in die Länge gestärkt und können dann viel besser den Brustkorb stützen und den Eingeweiden Platz machen. Das wusste ich damals aber noch nicht.)

Lange den Bauch einziehen macht ihn dick. Ein Doppelkinn wegdrücken, indem das Kinn vorgeschoben wird, züchtet regelrecht das Doppelkinn und es wird immer größer.

Was ich vermeiden will, verstärke ich. Schon alleine durch mein Bewusstsein. Komplexe prägen sich ein in die Haltung, auf Dauer auch in die Form. Die große Brust verstecken, das Doppelkinn vorziehen, den Bauch einziehen, die zu dicken Beine zusammenklemmen – immer entstehen lokale Verkrampfungen, die über die Jahre stauen und das Versteckte betonen. Benita Cantieni erzählte mir in diesem Zusammenhang:

> «Ich wollte meine Reiterhosen und den dicken Po verstecken. Je mehr ich die Muskeln überspannte, umso größer wurde beides. Mit der Entdeckung des Körpers als Quelle des Wohlbefindens war mir beides nicht mehr wichtig. Und siehe da, beides normalisierte sich.»

Ein Buch von Cantieni trägt den Titel: New Faceforming – das sensationelle Gesichtstraining gegen Falten. Der Titel spricht die Eitelkeit der Frauen an. Fast alle, die mit der Cantienica-Methode trainieren, kaufen es sich und fangen an, danach zu üben. Zumindest ab einem Alter, wo eben die Falten beginnen. Ich setze die dort beschriebenen Übungen sehr oft therapeutisch ein. Sie haben geholfen bei Schwindel, Ohrgeräuschen, Zähneknirschen, Kopfschmerzen, trockenen Augen und vielem anderen. In dem Buch wird deutlich, dass das Gesicht nicht vom Körper getrennt gesehen werden kann. Es geht in dem Buch auch um die Füße, den freien Brustkorb, die Haltung der Schultern. Isoliert vom Körper wirken die Übungen für das Gesicht nicht. Ich erlebe immer wieder auch umgekehrt, dass ich durch die Gesichtsübungen auf andere Bereiche im Körper wirken kann. Wenn es irgendwo nicht weiter geht, an einer ganz anderen Stelle etwas lösen, wirkt zurück auf das Ganze.

So berühren sich die Themen Gesundheit und Schönheit immer wieder. Abgesehen von ästhetischen Argumenten für gute Haltung und gute Körperform: Das Verzerren des Leibes disponiert eben auch zu Krankheiten. Arthrosen entstehen durch unphysiologische Belastungen eines Gelenkes, durch Fehlhaltung und Zusammenziehen der Knochen. Aber auch andere Erkrankungen wie Durchblutungsstörungen, Reflux oder Depressionen können mit einer schlechten Haltung zusammenhängen. Es ist eine Wechselwirkung in beide Richtungen. Ungünstige Haltung disponiert zu Krankheit, und Krankheiten prägen wiederum die Haltung, Krankheiten «verzerren».

Daraus folgt logisch und tatsächlich: Entzerrung ist ein Schritt zum Heilen. Gute Haltung wirkt sich positiv auf die Gesundheit aus.

> Aufrichtig schön: Schönheit ist nicht an Einzelheiten festzumachen. Es ist ein Gesamteindruck und viel mehr eine Frage der Ausstrahlung als irgendwelcher äußerlicher Details. Kraft und Anwesenheit gehören elementar zur schönen Ausstrahlung. Kraft setzt Gleichgewicht voraus, Einklang mit sich selbst, Ruhe und Gelassenheit. Das wirkt anziehend auf andere Menschen.

Harmonisch tonisierte Muskeln machen anwesend, Anwesenheit macht harmonisch tonisierte Muskeln.

Übung 3: Gesunde Dehnung

Wie kann ich ein Gelenk dehnen? Geht das nur von außen, brauche ich jemanden, der es dehnt? – Das wäre passive Dehnung.

Setzen Sie sich noch einmal so hin wie unter Übung 1 beschrieben. Beide Sitzknochen nach unten richten, den Kronenpunkt nach oben, die Beine parallel, die Knie im rechten Winkel. Die Fersen stehen unter den Knien. Die Länge im Körper zulassen.

Und jetzt genauso sitzen bleiben, ohne ein Knie zu verschieben und ohne mit dem Becken nach einer Seite auszuweichen. Einen Sitzhöcker nach hinten wachsen lassen. Nach hinten dehnen. Gerade nach hinten zur hinteren Stuhlkante. Es geht natürlich nur ganz wenig, vielleicht nicht einmal wahrnehmbar. Ich habe noch niemanden getroffen, der es nicht nach wenigen Minuten konnte. Diese Minidehnung verursacht eine ganze Kettenreaktion in der feinen knochennahen Muskulatur.

Beim nächsten Versuch arbeiten Sie in beide Richtungen. Sie lassen den Sitzknochen nach hinten wachsen und das Knie der gleichen Seite nach vorne. So als ob Sie Ihren Oberschenkel verlängern wollten (vgl. Abb. 7-1). Das ist aktive Dehnung und dehnt tatsächlich auch die

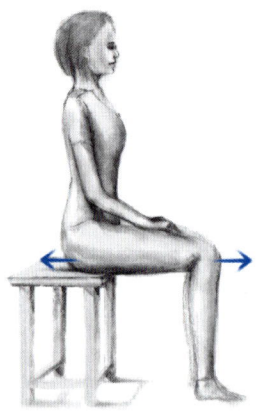

Abbildung 7-1: Auf einer Seite den Sitzknochen nach hinten und das Knie nach vorne «verlängern». So werden auf dieser Seite gleich drei wichtig Gelenke gedehnt: das Iliosakralgelenk, das Hüftgelenk und das Kniegelenk.

Gelenke. In diesem Fall das Iliosakralgelenk, das Hüftgelenk und das Kniegelenk der betreffenden Seite. Jetzt kommt die andere Seite dran. Zuerst nur den Sitzhöcker nach hinten dehnen. Nach einer kleinen Pause den Sitzhöcker hinter und das gleichseitige Knie nach vorne.

8. Bewegung

Bewegung ist für uns so selbstverständlich, dass wir nicht darüber nachdenken. Den ganzen Tag über und auch nachts führen wir ständig Bewegungen aus. Erst wenn wir etwas, was wir immer bewegen konnten, aus irgendeinem Grund nicht mehr bewegen können, fällt es uns auf. Wir fühlen uns sofort sehr beeinträchtigt, auch wenn es nur der linke kleine Zeh ist oder ein kleines Wirbelgelenk.

Die Welt um uns herum ist ebenfalls in ständiger Bewegung. Wolken entstehen und vergehen, die Blätter am Baum wehen, eine Ameise krabbelt am Boden. Auch da fällt es uns oft erst auf, wenn die Bewegung plötzlich aufhört – oder sich unnatürlich verstärkt. Absolute Windstille oder ein Sturm – beides irritiert.

Ganz elementar gehört Bewegung zu allem Lebendigen. Alles was lebt, bewegt sich. Alles was nicht lebt, kann nur bewegt werden, von außen, passiv. Bewegung, die von innen kommt, wird Eigenbewegung genannt.

Leben geht einher mit Stoffwechsel, mit Wachstum, mit Atmung. Das alles ist verbunden mit Bewegung. Ohne Bewegung kann nichts leben. Auch das Wachstum einer Pflanze ist Bewegung. Jede Zelle kann sich bewegen. Nicht nur die Muskelzelle. Auch Nervenzellen, Bindegewebe, alles ist beweglich.

Auf anderen Ebenen seelisch, gedanklich und sozial, wird genauso bewegt. Seelisch-leibliche Bewegungen gehen unseren Gefühlen voraus – wir bemerken das meist gar nicht – und die Gefühle wiederum können uns ganz ordentlich bewegen. Gedankliche Beweglichkeit zeichnet einen gesunden Menschen aus. Wenn die nicht mehr da ist, wird das Zusammenleben schwierig. (Auffallend ist, dass das auch mit einer Abnahme der körperlichen Beweglichkeit einhergeht.)

8.1 Auswirkung der Bewegung

Bewegung hat immer eine Wirkung. Wenn Gefühle und Gedanken mit Bewegung einhergehen, folgt daraus logisch: Gefühle und Gedanken wirken. Das hört sich vielleicht wie eine philosophische Abhandlung an. Worauf ich hinaus will: Es ist nicht gleichgültig für unsere Beweglichkeit, was wir denken und fühlen. Und auch nicht, was wir sehen oder uns vorstellen.

Wer Bewegung wahrnimmt, bewegt sich immer mit. Sogar das Vorstellen einer Bewegung bewegt. Das wird in Bewegungsmethoden ganz bewusst eingesetzt, wie z. B. in der Ideokinese. Das Sehen von Bewegung bewegt auch den, der sie sieht. Deswegen können wir erfrischt und angeregt sein, wenn wir Turnern, Tänzern, Artisten zuschauen. Doch deswegen kann es uns auch behindern, wenn wir viel verzerrtes Bewegen anschauen. Das Mitmachen verzerrter Bewegung verzerrt eben auch ein klein bisschen den, der sie sieht. Zum Trost: auch das Sehen und beobachtende Mitmachen von Entzerrung entzerrt. Wenn im Restaurant am Tisch einer gerade sitzt, steckt er seine Tischgenossen an.

Das englische Wort für Bewegung kennt heute jeder: motion.

Bewegung ist motion. Interessant ist, dass Gefühl auf Englisch emotion heißt. «E» vor einem Wort heißt aus, heraus: aus der Bewegung heraus. Amotion ist «unbewegt» («a-» heißt auf Griechisch «un-»).

Wenn wir das auf den Muskel, der der anatomische Repräsentant der Bewegung ist, übertragen, könnte die motion den leisen Grundtonus eines gesunden Muskels meinen. Dieser Grundtonus ist ein Schwingen um eine Mittellage, er ist nicht starr. Und motion ist auch die achtsam geführte Bewegung eines Körpergliedes (s. u.).

Wenn der Tonus im Muskel sich steigert, ohne äußere Bewegung, und dann festhält, nicht mehr schwingt, fällt der Muskel aus der Bewegung heraus (e-motion, a-motion), es kommt zur Verkrampfung.

Wie wir fühlen kann direkt darauf wirken, wie wir uns bewegen. Lösende Gefühle erzeugen einen angenehmen Grundtonus (motion) und flüssige Bewegungen. Belastende Gefühle und das sich in ein Gefühl hineinsteigern – im Gefühl verhaken zum Beispiel im Ärger – können zu Muskelverkrampfungen führen (e-motion). Manche Gefühle – Emotionen – sind reine Bewegung. Freude oder Dankbarkeit werden nie zu Verkrampfungen führen. Wut, Hass oder Angst schon.

Es gibt eine Reihe Muskeln, die besonders dazu neigen, sich bei Angst oder Anstrengung zu verkrampfen. Zum Beispiel der Musculus masseter im Gesicht. Er ist der große Kaumuskel, der stärkste Muskel des Menschen. Wenn er auch nachts keine Ruhe gibt, knirscht der Betreffende mit den Zähnen. Der Musculus trapezius im Nacken und Schulterbereich zieht die Schultern hoch, verkürzt und verdickt den Nacken, wenn er dauergebraucht wird. Oder der Musculus piriformis unter den Gesäßmuskeln ist auch anfällig für Dauerverkrampfung aus seelischen Gründen.

Wenn ein Muskel ganz ohne Tonus, also schlaff ist über längere Zeit, bildet er sich zurück. Er wird atrophisch.

Wenn ein Muskel aus der leisen Grundbewegung herausfällt, aus der motion, egal, ob in Richtung Verkrampfung oder Atrophie, ist es, wie wenn er aus dem Lebenszusammenhang herausfallen würde. Es schwächt damit den ganzen Organismus. Für unser ganzes Leben ist es elementar, sich ausgewogen zu bewegen. Regelmäßige körperliche Bewegung als solche ist schon ein Heilmittel für verschiedenste Erkrankungen (vgl. Ratey, Hagermann, 2009). Wenn zusätzlich beim Ausführen der Bewegung auf die Qualität geachtet wird, wenn ein Bewegungsfluss den Gesamtmuskelorganismus durchströmt, wirkt das kräftigend auf alle Strukturen. Auch auf die inneren Organe und das Nervensystem.

B. Cantieni vermutet, dass der Verlust des Kreuzganges (vgl. Kap. 15) die Entstehung von Altersdemenz fördert.

In ihrem Buch «Life on Land» beschreibt Emilie Conrad (2007) anhand ihrer eigenen Biographie die Befreiung in der Bewegung. Sie hatte eine sehr düstere belastete Kindheit, wurde eine begnadete Tänzerin und begründete die Methode Continuum. Zwei Zitate verdeutlichen ihre grundsätzliche Einstellung zu Bewegung ganz allgemein: «Movement is the enemy of fear» (Conrad, 2007, S. 26) und «All fear is basically the fear of death» (ebd.). Bewegung ist der Feind der Angst. Alle Angst ist letztendlich die Angst vor dem Tod.

Gesellschaftlich spielt heute Bewegung wieder eine große Rolle. In der sogenannten Freizeit werden unzählige Bewegungsaktivitäten angeboten und genutzt. Zur Freude, als Ausgleich für den Bewegungsmangel im Beruf, zur Gesundheitsvorsorge. Leider ist aus dem Alltag gesunde Bewegung fast verschwunden. Vielleicht ist der Alltag deswegen so grau geworden? Vielleicht schaffen wir es aber wieder, den Alltag zu bewegen, zu beleben. Das Sitzen am Schreibtisch kann auch «bewegt» gestaltet werden, – beim

Stehen, bei jeder einseitigen Tätigkeit gibt es Möglichkeiten, Knochen, Gelenke, Muskeln zu dehnen, kleine Bewegungen auszuführen, die das Gesamtsystem erfrischen. Dazu gibt es in der Cantienica-Methode systematische Anregungen.

> Nicht einige Muskeln aufzüchten, vereinzeln, sondern das Gesamtmuskelsystem als Team benutzen. Fließende Bewegung, geführte Bewegung mit gedehnten Gelenken lässt keine Muskelgruppe herausfallen, keine Muskelgruppe verkrampfen.

Übung 4: Bewegliche Aufrichtung

In der Dehnung pulsieren.

Sie sitzen wieder auf einem guten Stuhl. Sitzknochen nach unten richten, Kronenpunkt hoch zur Zimmerdecke, parallele Beine, Füße V-förmig.

Beide Fersen in die Erde verlängern und wieder lösen (vgl. Abb. 8-1).

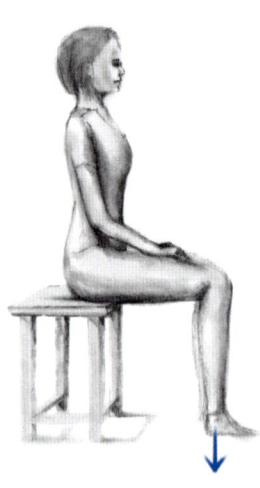

Abbildung 8-1: Fersen in die Erde verlängern und wieder lösen, mehrmals hintereinander. Die Bewegung ist wellenförmig, nicht ruckartig.

Wie eine Wellenbewegung, anschwellen, abschwellen. Kein abruptes Drücken. Eine weiche, trotzdem intensive, fließende Bewegung breitet sich aus in der Tiefe der Beine, im Becken, im Bauch. Je aufgespannter Ihr Rücken ist, desto weiter geht die Welle nach oben, Rücken, Brustkorb, Nacken. Ohne Aufrichtung geht es nicht, aber dieses Pulsieren erleichtert, kräftigt, belebt wiederum das Aufrichten.

8.2 Qualität in der Bewegung

Wir tun Dinge am besten, wenn wir uns selbst nicht als diejenigen sehen, die die Dinge tun. (Plotin aus Rennschuh, 2010, S. 22)

Manchem mag dieses Kapitel zu philosophisch erscheinen. (Es kann einfach ausgelassen werden!) Ich möchte darin darstellen, wie die Qualität von Bewegung unser Bewusstsein beeinflusst und soziale Wirkungen erzielen kann.

Raum und Zeit sind unabdingbare Voraussetzung für Bewegung. Ohne Zeit ist Bewegung für uns nicht denkbar. Eine Bewegung fängt an, hört auf, auch wenn die Grenzen dafür vielleicht nicht ganz scharf sind und verschiedene Bewegungen ineinander übergehen können.

Jede Eigenbewegung setzt einen Eigen-Körper voraus. Ein Körper hat eine Grenze zur Außenwelt. Das Innen gehört zu ihm, das Außen nicht. Andererseits kann der Körper ohne das Außen nicht bestehen. Er wird davon mitgeformt, stofflich aufgebaut, und irgendwann löst sich jeder Körper wieder auf, vereint sich mit dem ehemals Außen. Innen und Außen stehen ständig in Beziehung zueinander.

Bewegung verändert immer die Beziehung des Körpers zu seinem Außen. Räumlich, stofflich o. a.

Der Umkehrschluss ist auch möglich. Die Änderung der Beziehung zum Außen verursacht Bewegung.

Ein Mensch, der sich bewegt, hat in diesem Sinne, in seiner Beziehung zum «Außen» unterschiedliche Motive. Etwas schematisch können diese in zwei Gruppen geteilt werden. Erstens Bewegung, die das Abgrenzen vom Außen betont, zweitens Bewegung, die eine Verbindung zum Außen sucht.

Ich kann mich bewegen, weil ich anders sein will als mein Umkreis. Weil ich mich unterscheiden will, weil ich zum Beispiel weglaufen will oder mich verteidigen oder mich besonders hervorheben. Oder, die zweite Möglichkeit – die Bewegung hat als Motiv, mich in die Welt zu bringen, mich mit ihr mehr zu verbinden, etwas von mir in die Welt zu bringen, die Welt zu verändern. Zum Beispiel bei körperlicher Arbeit oder im künstlerischen Schaffen.

Eine andere Unterteilung – auf den ersten Blick anders – könnte sein: die Bewegung, die ich weiß, die ich «plane», die ein mir bewusstes Motiv hat, und die unbewusst, träumend, schlafend gemachte Bewegung. Einmal ist der Mensch ganz wach, «weiß, was und warum er etwas tut», das andere Mal handelt oder bewegt er sich wie im Schlaf oder im Traum. Einmal ist er mit seinem Bewusstsein zentriert, das andere Mal selbstvergessen, halb oder ganz unbewusst.

Was hat das mit Anatomie zu tun, mit lebendiger Anatomie? Ich glaube, viel. Weniger mit dem, was ich bewege, aber mit dem Wie. Mit der Qualität der Bewegung. Die Qualität beeinflusst die Beziehung zum Außen, zum Umraum der Bewegung. Und der Grad an Bewusstheit wirkt sich ebenfalls qualitativ aus auf das Wie der Bewegung.

In dem Kapitel über die Muskulatur (vgl. Kap. 9.2) wird die Tiefenmuskulatur, die Haltemuskulatur unterschieden von der äußeren Muskulatur. Diese Unterscheidung ist durchaus üblich.

Der folgende Denkversuch hat sich für mich in der Praxis sehr bewährt: Die beiden Muskelarten haben unterschiedliche Aufgaben, und werden in den verschiedenen Kulturen unterschiedlich eingesetzt. Kulturen mit mehr träumerischem Bewusstsein benutzen vorzugsweise die Tiefenmuskulatur. Hier zählt der soziale Zusammenhang mehr als der Einzelne. Verbundenheit in einer Gemeinschaft, familiäre Bindung usw.

Angehörige von Kulturen, in denen das intellektuelle Denken vorherrscht, bewegen sich mehr mit der äußeren Muskulatur. So wird in der westlichen Welt normalerweise viel die äußere Muskulatur gebraucht, gepflegt und trainiert. Das passt zum vergleichenden Verstand, zu Konkurrenz und Wettbewerb. Andere Kulturen und vor allem ältere Kulturen haben bzw. hatten eine aktivere Tiefenmuskulatur. Hans Georg Brecklinghaus stellt das in seinem Buch dar mit dem Titel «Die Menschen sind erwacht, du hast sie aufgerichtet». Er zeigt anhand von Plastiken der altägyptischen Kultur (2800–700 v. Chr.) im Vergleich zur griechischen Kunst (800 v.

Chr.–1000 nach Chr.) u. a. den unterschiedlichen Gebrauch der Muskelsysteme. Im Gegensatz zur altägyptischen Kunst werden in der griechischen Kunst Plastiken dargestellt, die einzelne äußere Muskeln zeigen. Sie wurden angefertigt in einer Zeit, in der der vergleichende Verstand immer mehr erwachte. Philosophie entstand als Ausdruck der Frage nach dem Ursprung unseres Seins, der sportliche Wettkampf wurde eingeführt. Die Frage nach dem Besseren, dem Gewinner spielte eine zunehmende Rolle. Bei Brecklinghaus (2002) finden Sie zahlreiche gute bildliche Darstellungen, die diesen sehr unterschiedlichen Gebrauch der Muskulatur in den beiden Kulturen zeigen.

Die Bewegung mit Betonung der äußeren Muskulatur grenzt eher ab, bezieht sich auf das Subjekt, vereinzelt und vergleicht. Wer ist stärker, besser, gescheiter. Durchaus berechtigt in vielen Situationen.

Wenn es so weit kommt – und das ist heute verbreitet –, dass fast ausschließlich diese Muskulatur benutzt wird, werden die Gelenke mit der Zeit geschädigt. Die Körperhaltung wird ungünstig, der Mensch wird mit den Jahren kleiner und so weiter.

Heute mischen sich die Kulturen immer mehr. Die Globalisierung hebt die kulturellen Unterschiede teilweise auf. Dadurch wird alles mehr in die Verantwortung des Einzelnen gestellt.

Die Frage ist nun – auch bei Brecklinghaus: Geht es nur – extrem gesagt – entweder oder? Entweder mehr Tiefenmuskulatur oder mehr äußere Muskeln? Muss ein System überwiegen?

Auf der Ebene des Bewusstseins lautet die gleiche Frage: Kann ich nur eines, entweder wachen oder träumen (oder schlafen)?

Heute wollen viele Menschen beides. Sie sind nicht zufrieden in der vom Verstand betonten Welt. Sie sind aber auch nicht glücklich, wenn der wache Verstand zum Schweigen verurteilt ist. Aus der Sehnsucht nach beidem heraus wechseln sie dann mal in diesen, dann in den anderen Modus. Sonntags so, werktags anders. Oder in der Freizeit so und während der Arbeit anders.

Nun stellt sich die Frage, ob auch beides gemeinsam geht? Klare Wachheit und trotzdem Verbundenheit.

Ganz persönlich kann ich sagen, dass die Suche nach einer Lebens- und Arbeitspraxis auf dieser Grundlage der rote Faden ist in meiner Zusammenarbeit mit Fritz Hemmerich, die vor etwa zwanzig Jahren begann. Damals war Fritz Hemmerich leitender Arzt einer Frauenklinik. In der Geburtshilfe war es sein tiefes Anliegen bei notwendigen medizinischen Entscheidungen, persönliche Wünsche und Gefühlsbewegungen aller Beteiligten – der gebärenden Frau, des werdenden Vaters, beide in ihrer Beziehung zum kommenden Kind, aber auch der Hebammen und Ärzte – bewusst zu machen und verantwortungsvoll einzubeziehen. Medizinisches Fachwissen, moderne Diagnostik und trotzdem möglichst wenig Routine. Wache Zurückhaltung im Eingreifen in den natürlichen Vorgang. Aber kein mystisches Verschmelzen. Als ein Instrument dazu wurde die tönende Stimme gezielt eingesetzt. Damals entstand das Buch «Geführtes Tönen zur Geburtshilfe» (Hemmerich, 1997). 2010 erschien «Meditation Herzkraftfeld». Es ist sowohl eine Anleitung für Meditation als auch ein Weg, im Alltag immer mehr Wachen und Träumen, Bewusstsein und Verbundenheit, Denken und Handeln zu verschmelzen.

> Damit ist nicht gemeint, die eigene Identität aufzugeben. Ich bin ganz bei mir und trotzdem verbinde ich mich mit den mich umgebenden Werdeimpulsen. Sei es in der Natur, im Sozialen, in der Kunst oder in der Forschung. Ich handle in dieser Verbundenheit und übernehmen die volle Verantwortung für mein Tun.

Klare Wachheit und trotzdem Verbundenheit. Was weiter oben über Tiefenmuskulatur und äußere Muskulatur geschrieben ist, hätte als Konsequenz: nicht ein Entweder-Oder, sondern Bewegung mit allen Muskeln. Das ganze Muskelsystem benutzen.

> Ich behaupte: Wer die Tiefenmuskulatur braucht, braucht heute als Erwachsener, bewusster Mensch immer auch die äußere. Bedingt durch die Ausrichtung der Knochen und die Grundaufspannung der Muskeln. Isolierung der Außenmuskeln führt zu Zusammenziehen der Knochen, «Verkürzen» der Muskeln, egal, ob durch Bodybuilding oder Alterserschlaffung in schlechter Haltung. (Kommentar von B. Cantieni zu diesem Text)

Hier treffen sich dann Bewusstsein und Bewegung als Qualitäten. Achtsamkeit, Aufmerksamkeit in der «wachen Verbundenheit» bewirken eine

Bewegung, die der Architektur des eigenen Körpers genauso gerecht wird wie der Beziehung zur «Außenwelt». Geführte Bewegung würde ich es bezeichnen in Anlehnung an Hemmerichs «Geführtes Tönen». Ich glaube, das war am wichtigsten für mich, als ich die Cantienica-Methode kennenlernte. Sätze oder Anleitungen beim Üben wie: «den Kronenpunkt zum Himmel girlanden», «die Schlüsselbeine über die Schultern hinaus dehnen», «Brustbein nach oben und unten verlängern», helfen, die Tiefenmuskulatur zu aktivieren. Die festen Grenzen bewusst aufheben, die Bewegung und sogar die einzelnen Strukturen am «Umkreis annabeln», «vermenschlichen» den Leib, machen Bewegung ästhetisch, fließend, «geführt».

Sich vom Zusammenhang abzugrenzen ist wichtig, um das wache Selbstbewusstsein zu entwickeln. Die Bewegung mit den großen Außenmuskeln ist ebenso wichtig, um sich selbst zu spüren und im «Bewegungssystem» wach zu werden. Wenn es dabei bleibt, wenn beides einseitig wird, das Bewusstsein den Zusammenhang vergisst, die Bewegung die Dehnung der Tiefenmuskulatur aufgibt, kommt es zur Zerstörung. Zur Zerstörung des eigenen Körpers, Zerstörung des sozialen Lebens.

Bewegung, die den Grundtonus im System der Tiefenmuskulatur bewusst einsetzt und darauf situationsabhängig die Kontraktionen der großen Muskeln benutzt, kann jahrzehntelang ausgeführt werden. Sie schadet keiner Struktur des Leibes.

Noch einmal Benita Cantieni (Kommentar zu diesem Text):

> Die ideale Ausrichtung der Knochen ist die Grundlage für den idealen Verlauf und Gebrauch der Muskeln, für 100 % der Muskeln.

Ein harmonischer Einsatz der Gesamtmuskulatur hält die Knochen in den Gelenken auseinander, ist mal da aktiver, dann an anderer Stelle, aber nicht ein Muskel auf Kosten von anderen. Verbundenheit gliedert ein in den Weltzusammenhang. Die Wachheit dabei aufrecht zu erhalten, ist ein Thema für unsere Zeit. Nicht einmal so, dann so, beides verschmelzen zu einem neuen Grad von Wachsamkeit.

Übung 5: Den Brustkorb leicht machen, die Schultern auseinander dehnen

Sie stehen wie unter Übung 2 beschrieben.

Stellen Sie sich vor, Ihr Brustkorb wird wie von einem Gasballon erfasst und sanft vom Becken entfernt. Der Brustkorb schwebt über dem Becken (**vgl. Abb. 8-2**). Jetzt die Schlüsselbeine zu den Seiten deh-

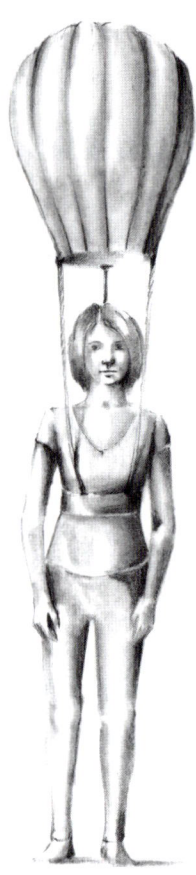

Abbildung 8-2: Als würde der Brustkorb wie von einem Gasballon vom Becken weg-gehoben – damit der Abstand zwischen Becken und Brustkorb möglichst groß wird

nen. Das rechte nach rechts, das linke nach links. Die Schulterblätter auf dem Rücken ebenfalls zu den Seiten dehnen. Als würde aus der Ferne ein Magnet an den Schultern leicht saugen. Er saugt auch an den Oberarmkugeln und zieht sie sanft auseinander. Die Schlüsselbeine und Schulterblätter bekommen Kontakt zum Horizont (vgl. Abb. 8-3). Die Arme entspannt nach unten hängen lassen.

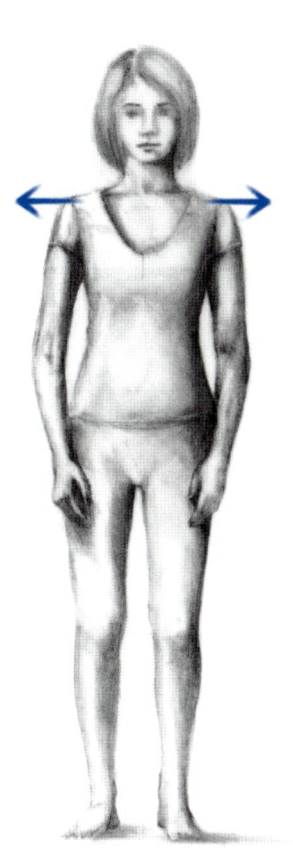

Abbildung 8-3: Beide Schultern zu den Seiten dehnen.

Teil 2: Eine etwas andere Anatomie

9. Der Bewegungsapparat

Der Begriff Bewegungsapparat kommt aus der herkömmlichen Anatomie, in welcher die einzelnen Strukturen in Systeme unterteilt werden. Knochensystem, Gefäßsystem, Nervensystem. Der Bewegungsapparat vereinigt Knochensystem, Skelettmuskulatur und Bänder.

Das Wort Bewegungsapparat ist nicht sehr glücklich gewählt. Lebendiges ist nie ein Apparat. Ein mechanischer Apparat kann ruhig auch mal unbenutzt herumliegen. Der «Bewegungsapparat» bildet und erhält sich nur durch Bewegung. Ohne Bewegung geht er zu Grunde.

> Im Bewegungsapparat hat jeder Knochen eine Daseinsberechtigung und braucht ausreichend Platz. Jeder Muskel will aktiv sein, keiner ist überflüssig. Jedes Gelenk will bewegt werden.

Das klingt selbstverständlich, wird aber in der Praxis nicht so gehandhabt.

Knochen, Muskeln und Gelenke ergänzen sich gegenseitig. Jede Bewegung wird immer gemeinsam ausgeführt und betrifft den ganzen «Bewegungsapparat» (jede Störung der Bewegung auch).

Skelettmuskeln und Knochen haben embryologisch einen gemeinsamen Ursprung. Sie können genau so wenig getrennt werden wie bei einem Fluss das Flussbett von dem darin fließenden Wasser. Nach der heutigen Lehrmeinung stützen die Knochen und geben die Grundform vor. Die Muskeln führen, wenn sie einen Nervenimpuls vom motorischen Nerv erhalten, eine Bewegung aus, ausschließlich durch Kontraktion. Darüber fanden zwischen Benita Cantieni und mir mehrere Gespräche statt. Benita Cantieni meinte, der Impuls könne auch vom Knochen ausgehen.

Ich hebe den Arm, die Knochen, und kann entscheiden, ob ich das mit dem Minimum an Muskelkraft mache, leicht und gedehnt oder angespannt. Über die Muskeln kann ich die Befehle natürlich auch an den zu bewegenden Körperteil geben, doch scheint mir die Knochenvariante die leichtere, die elegantere und ökonomischere.

Bei mir persönlich war es so, dass sich die Wahrnehmung im Laufe der Jahre mit der Cantienica-Methode veränderte. Zuerst spürte ich viele «neue» Muskeln; auch an Stellen, an denen ich noch nie welche gespürt hatte. Das geht allen so, die mit den Übungen anfangen. Allmählich verschmolzen die Muskeln zu einem Team. Nach einiger Zeit hatte ich das Gefühl, dass die Knochen sich immer mehr einmischen. Ich schrieb an B. Cantieni: «In der Tiefe flüstern die Knochen mit den Sehnenansätzen.» Später schrieb ich: «Die Muskeln halten die Knochen nur auseinander, damit die Knochen sich schwerelos bewegen können. Den Impuls haben die Knochen.» Das ist natürlich ein persönliches Erleben ohne wissenschaftliche Grundlage. Ich wundere mich manchmal über das positive Echo in den Kursen, wenn ich darüber spreche. Immer wieder lässt sich jemand damit anstecken und findet alle Bewegungen dann leichter als vorher. Es ist wie eine Entscheidungssache. Es geht beides: Bewegung mit Muskelkontraktion und mit auseinander gehaltenen Knochen.

Das Thema der Faszien wird in dem Buch nicht berücksichtigt. Die junge Faszienforschung erschließt sicher in naher Zukunft viele neue Erkenntnisse und wird manches Rätsel auflösen. Bei der Vernetzung der Muskulatur und der Übertragung von Bewegung über weite Strecken spielen die Faszien mit eine entscheidende Rolle.

9.1 Knochen

Knochen sind fest, erinnern an hölzerne Gegenstände. Nach den Zähnen sind es die Knochen, die nach dem Tod am längsten erhalten bleiben. Vielleicht wird auch deswegen der Tod oft als Skelett dargestellt. Die Knochen verleihen dem Körper Stabilität und Form.

Ein Drittel der Knochensubstanz ist organischer (lebendiger) Natur, die anderen zwei Drittel sind mineralisch. Durch diesen sehr hohen Anteil an mineralischer Substanz wird der Knochen so fest und hart. Der organischen Substanz wiederum verdankt er seine Elastizität. Diese ist wichtig, ohne sie wären Knochen brüchig. So ist das Material der Knochen ideal zusammengesetzt. Es baut sich auf in Zug- und Druckkräften des sich bewegenden Körpers und kann Zug und Druck fast im gleichen Maße widerstehen.

Das Schwerkraftfeld der Erde ist elementar wichtig für die stoffliche Zusammensetzung der Knochen. Das ist allgemein bekannt durch das Thema Raumfahrt. Ein längerer Aufenthalt außerhalb des Schwerkraftfeldes baut die Knochensubstanz ab.

So fest und hart der Knochen erscheint, so ist er doch ein sehr gut durchblutetes Gewebe. Wenn er bricht, blutet es stark in die Umgebung. Der Knochen ist von einer dünnen Haut umgeben, der Knochenhaut – lateinisch Periost. Das Periost ist hochsensibel und ebenfalls gut durchblutet. An den Gelenkflächen gibt es diese Haut nicht.

Der Schaft eines langen Röhrenknochens (vgl. Abb. 9-1) ist hohl. Sonst wäre der Knochen viel zu schwer und weniger stabil. In diesem Hohlraum ist gelbes (bei Kindern rotes) Knochenmark. In den Enden des langen Knochen, ist die Substantia spongiosa, ein schwammartig aufgebautes Maschenwerk aus kleinen Knochenbälkchen. Diese Bälkchen ordnen sich so an, dass eine auf den Knochen einwirkende Kraft sehr ökonomisch übertragen werden kann. Sie sind ständig im Umbau. Je nach Beanspruchung des Knochens sind sie sehr dicht oder eher spärlich. Die Zwischenräume dieser Bälkchen sind ausgefüllt mit rotem oder gelbem Knochenmark.

Beim Erwachsenen ist rotes Knochenmark reduziert. Es findet sich nur noch an wenigen Stellen: in den Wirbelkörpern, im Brustbein, in den Schlüsselbeinen, in den Hüftknochen und in den Schädelknochen. Das rote Knochenmark ist der Ort, wo die Blutkörperchen gebildet werden. Ein

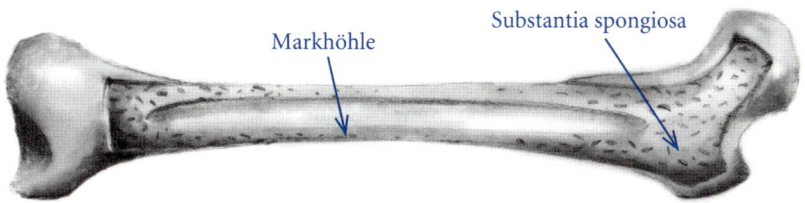

Abbildung 9-1: Beispiel für einen Röhrenknochen: Oberschenkelknochen (Femur), der Länge nach aufgesägt

Quell der Lebendigkeit tief eingebettet in eine schützende Hülle. Gelbes Knochenmark besteht vor allem aus Fettzellen.

So ist da, wo der Körper wie tot wirkt, ein sehr reges Leben vorhanden. Der Knochen selber ist ständig im Umbau und birgt in sich die Quelle der Blutbildung. Der Umbau ist abhängig von der Art, wie der Knochen sich bewegt. Benita Cantieni meint dazu:

> Die Cantienica-Methode geht davon aus, dass Knochen formbar sind, so lange der Mensch lebt. Was durch Fehlhaltung gestaucht und zusammengepresst wird, kann durch Zug und Gegenzug in der Guthaltung wieder in die optimale Architektur gebracht werden. Konkret: O-Beine können wieder gerade werden, X-Beine ebenso, Schlüsselbeine können in ihre Bauplanlänge zurück gedehnt werden, verformte Brustbeine werden wieder gerade. Rippen können ausgedehnt und umgeformt werden, Schulterblätter können wieder flach werden, selbst Beckenschaufeln können gezielt ausgedehnt werden.

9.2 Muskeln

Die Skelettmuskeln verbinden die einzelnen Knochen. Ob sie diese zusammenziehen oder auseinanderhalten hängt davon ab, wie die Muskulatur benutzt wird. Ein Muskel zieht in der Regel von einem Knochen zu einem anderen, dazwischen liegt mindestens ein Gelenk. Es gibt auch Muskeln, die an Faszien oder Bändern ansetzen, in die Unterhaut münden, oder sich mit anderen Muskeln verbinden.

Im Gegensatz zur glatten Muskulatur der inneren Organe und Gefäße erscheint die Skelettmuskulatur im Mikroskop quergestreift. Das liegt an der sehr regelmäßigen Anordnung der intrazellulären Strukturen.

Wo ein Skelettmuskel ist, kann der Mensch sich bewegen. So ist die Lehrmeinung: Der Muskel bewegt sich und damit das, was er verbindet. Eine willkürliche Bewegung meint eine Bewegung, die ich bewusst ausführe, die nicht «von selbst» passiert.

Ein anderer Denkversuch: die Muskulatur als Ganzes nimmt den Bewegungsimpuls der Knochen auf, hält diese in differenzierter Weise auseinander und ermöglicht eine Veränderung der Stellung der Knochen zueinander. So einen Bewegungsimpuls der Knochen kann der einzelne Mensch heute bewusst zulassen indem er sich wach mit dem Umkreis verbindet. Sich am Umkreis «annabelt» (vgl. Übung 5, «die Schlüsselbeine und Schul-

terblätter zum Horizont dehnen»). Muskeln, die noch vor kurzem als unwillkürlich galten, sind so bewusst erreichbar und aktivierbar. Die autochthone Rückenmuskulatur gilt in manchen Anatomiebüchern noch als
unwillkürlich. Der Musculus levator ani auch. Wir hätten dann keine Möglichkeit, solche Muskeln zu aktivieren. Entweder arbeiten sie oder nicht.
Wir hätten auch keine Verantwortung dafür. Dass das nicht stimmt, kann
jeder für sich beweisen. Um die autochthone Rückenmuskulatur zu erreichen helfen Vorstellungen wie «den Kronenpunkt zum Himmel ziehen».

Probieren Sie es aus und erleben Sie den Unterschied der beiden folgen-
den Anweisungen (vgl. Abb. 9-2 und Abb. 9-3):

1. Den Kopf nach oben ziehen, den
   Rücken gerade halten.

2. Den Kopf an einem goldenen Faden an einen Stern hängen und
   die Sitzhöcker zum Erdmittel-
   punkt schauen lassen. So den Rü
   cken immer länger werden lassen.

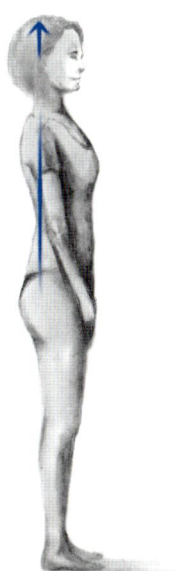

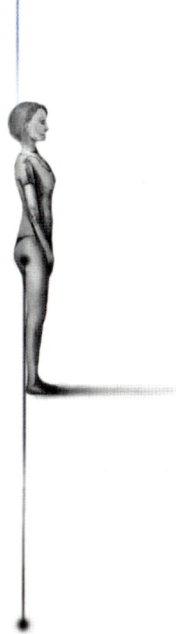

Abbildung 9-2: Den Rücken gerade
machen, den Kopf hochziehen

Abbildung 9-3: Den ganzen Körper aufspannen über die eigenen Grenzen hinaus.

In der am Umkreis orientierten Bewegung kommunizieren Knochen, Tiefenmuskulatur, Faszien und Bänder. Die Tiefenmuskulatur tonisiert – ohne Verkürzung – in ihrer Ursprungslänge, dehnt und stützt die Gelenke, die sich dann bewegen können, ohne den Gelenkspalt zu verengen.

Was ich denke, wirkt. Wenn ich denke, dass Muskeln, wenn sie aktiv sind, sich nur verkürzen können, dann verhalte ich mich dementsprechend. Dann ziehe ich die Knochen zusammen, wenn ich mich bewege und verenge den Gelenkspalt. So wird Bewegung knochenfeindlich, führt zu Knochenabnutzung. In diesem Fall ist es gut, nach Bewegung zu «relaxen», da jede Bewegung angestrengt hat. Ida Rolf (1896–1979, Begründerin des Rolfin, eine komplementärmedizinische manuelle Behandlungsmethode, auch strukturelle Integration genannt) prägte den Begriff: Bewegung im Extensionsmodus. Ein Gelenk erst dehnen, dann bewegen. Wenn in der Bewegung die Knochen auseinandergehalten werden, die Gelenkflächen nicht aneinander reiben, dann hat die Tiefenmuskulatur einen leisen Dauergrundtonus. Der bleibt auch in der Ruhe erhalten.

Wenn ein Muskel arbeitet, kann er eine Aktivität eine Weile halten. Der Grundtonus ist wie das Lauschen eines gestimmten Orchesters auf den Einsatz. Die größere Bewegungswelle kommt und bildet sich wieder zurück. Im pulsierenden Grundtonus wechseln sich die einzelnen Muskelfasern ab, der Muskel ermüdet dabei unwesentlich.

Cantieni spricht viel von vernetzter Muskulatur. Zur Frage der Ermüdung erzählte sie mir folgende Geschichte aus ihrem Leben:

> So, wie wir die Muskeln vernetzen, können sie ohne Ermüdung sehr lange in einer Position sein. In meinen Anfängen als Körpertherapeutin wollte ich auch noch Geige spielen lernen. Der Lehrer sagte und in allen Geigenlehrbüchern stand, es sei die Haltung der Geige eine anatomisch unnatürliche Sache und ausgesprochen anspruchsvoll für die linke Schulter, den linken Arm. Da kam ich auf die Idee mit der 3-D-Verschraubung. Schulter setzen, Oberarmkugel auslösen, Oberarmmuskeln ausdrehen, Unterarm bewusst eindrehen, Hand eindrehen, wie es Cantienica-Standard ist. Ich trug die Geige den ganzen Tag herum, sechs Stunden am Stück, ohne zu ermüden.

Becken, Brustkorb und Kopf in der Schwerkraftlinie auszurichten (vgl. Abb. 9-4), spart Energie. Wenn Becken und Brustkorb nicht gut übereinander stehen (vgl. Abb. 9-5), strecken viele Menschen ihr Kinn vor und wundern

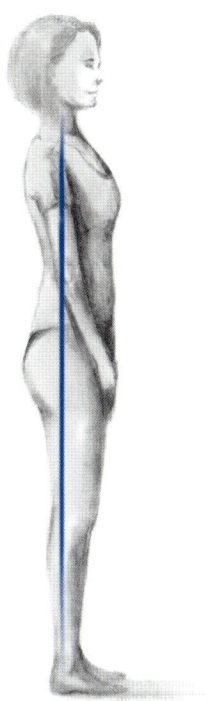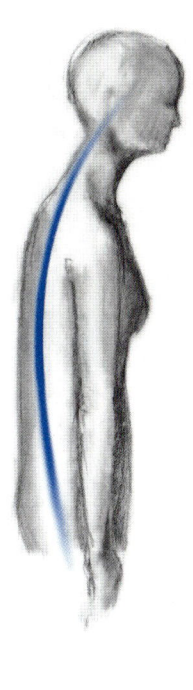

Abbildung 9-4: Becken, Brustkorb und Kopf sind in der Schwerkraftlinie ausgerichtet

Abbildung 9-5: Diese ungünstige Körperhaltung erfordert viel Haltearbeit, da die großen Körperteile nicht übereinander stehen.

sich über chronische Nackenschmerzen. Es werden Muskeln zum Dauer-Tragen des Gewichtes eines Körperteiles eingesetzt, das nicht im Lot ist, anstatt sich mit den Knochen nur zu bewegen. Das kostet Kraft und behindert die freie Durchblutung.

> Die entstehende Überlastung eines Teils zu Gunsten eines anderen wirkt sich immer negativ auf das Gesamtsystem aus. [...] [Die Muskeln] sollten keine Aufgaben übernehmen oder übernehmen müssen, die vom Skelett abgedeckt werden. (Todd, 2009, S. 48, 47)

Das müssen sie aber, wenn die Knochen nicht ökonomisch ausgerichtet sind, bei ungünstiger Haltung.

9.3 Gelenke

Wo zwei Knochen beweglich miteinander verbunden sind, ist in der Regel ein Gelenk. Es gibt auch andere bewegliche Verbindungen zwischen Knochen: zum Beispiel die Schädelnähte oder die Symphyse der Schambeine.

Die dem Gelenk zugewandten Flächen der Knochen sind die Gelenkflächen. Diese Flächen sind mit einer Knorpelschicht bedeckt, dem Gelenkknorpel. Knorpel ist viel elastischer als Knochen und nicht durchblutet.

Das Wesentliche eines Gelenkes ist der Gelenkspalt, ein kleiner Abstand zwischen den knöchernen Gelenkflächen. Ohne diesen können sich die Knochen nicht reibungslos bewegen, sie würden ohne den kleinen Spalt aneinander reiben. Das kann über längere Zeit zu einer Arthrose in dem betroffenen Gelenk führen.

Die Bewegungsfreiheit in einem Gelenk und die Formen der Gelenkflächen bedingen sich gegenseitig.

Kugelgelenke zum Beispiel sind die beweglichsten Gelenke. Sie haben drei Bewegungsachsen (vgl. Abb. 9-6). Hüftgelenk und Oberarmgelenk sind Beispiele dafür.

Ein echtes Gelenk besitzt eine Gelenkkapsel. Das ist eine faserige Hülle, die nahe des Gelenkknorpels in die Knochen einstrahlt. Sie ist die äußere Begrenzung des Gelenkes und macht aus dem Gelenk eine abgeschlossene

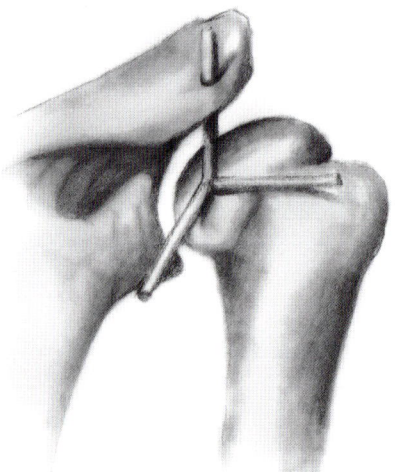

Abbildung 9-6: Oberarmgelenk schematisch als Beispiel für ein Kugelgelenk mit drei Bewegungsachsen.

Kammer. Die Gelenkkapsel ist innen mit einer feinen Membran ausgekleidet, der Membrana synovialis. Diese bildet die Gelenkflüssigkeit. Diese
Flüssigkeit ist nur ein Film, doch unentbehrlich für das reibungslose Glei-
ten der Gelenkflächen. Sie ernährt außerdem den Gelenkknorpel.

Ligamente, feste bindegewebige Bänder, verbinden zwei benachbarte
Knochen miteinander. Sie können als Verstärkung der Gelenkkapsel auf-
treten oder außerhalb der Kapsel liegen.

Ligamente und die Sehnenansätze der Muskeln sind reich an Sinneszel-
len, die Bewegung, Geschwindigkeit, Dehnung und Position wahrnehmen.
Sie sind die Organe des Lage- und des Bewegungssinnes. Mit dem Lagesinn
und dem Bewegungssinn nehmen wir wahr, wie unsere Glieder zueinander
stehen, in welche Richtung sich ein Körperteil bewegt, wie schnell, wie
langsam die Bewegung stattfindet. Der Gleichgewichtssinn im Innenohr
«weiß» die Gesamtlage des Körpers im Raum. Alle zusammen geben uns
Bewegungssicherheit und ermöglichen damit eine zielgerichtete, geordnete, geführte Bewegung.

Die Gelenke haben eine Beziehung zueinander. Wir können zusätzlich
zum Knochen- und Muskelsystem ein Gelenksystem in uns spüren.

10. Die Architektur des Knochensystems

In diesem und im nächsten Kapitel geht es um die Bewegungsanatomie. Um den Architekturplan des eigenen Körpers gut zu verstehen und einzusetzen, hilft es, sich in der Anatomie des Bewegungsapparates etwas auszukennen.

Ich beziehe mich dabei meist auf die herkömmliche Anatomie. Sie finden skizzenhafte anatomische Hinweise, gemeint wie eine Landkarte mit Wegbeschreibung. Landkarten sind nie naturidentisch. Um im Beispiel der Landkarte zu bleiben: an manchen Stellen der Wegbeschreibung finden Sie «Aussichtspunkte» (= anatomische Details) beschrieben, die mich besonders beeindruckt haben. Es gibt sicher sehr viel mehr solcher «Aussichtspunkte». Wenn ein anderer «wandert» oder ich selber vielleicht wieder, fallen andere Dinge auf. So ist das Buch kein Fachbuch für jedes Detail. Dafür gibt es genügend Literatur. Es sollen nur Hinweise gegeben werden, die den Gebrauch des eigenen Körpers verbessern.

Lebendige Anatomie ist nicht in Bildern fixierbar. Sie ist erlebbar, wie schon in Kapitel 3.2 dargestellt wurde. Und «erleben» ändert sich. Wenn Sie etwas ganz anderes erleben als hier beschrieben wird, vertrauen Sie ruhig sich selber.

Benita Cantieni selbst beschreibt tiefgreifende Unterschiede zur herkömmlichen Anatomie. Sie bemerkte im Laufe ihrer Arbeit als Körperforscherin zunehmend, dass sie nicht zurechtkam mit dem, was in Fachbüchern steht und abgebildet ist. Dass sie das sogar behindert in ihrer Eigenwahrnehmung und in dem, was dem Bewegungsfluss ihrer Übungen zu Grunde liegt. Wenn sie gefragt wird, wie ihr das alles einfalle ohne medizinische oder anatomische Ausbildung, antwortet sie:

Gerade weil ich Autodidaktin bin, gerade weil ich keine Theorien und Konzepte kenne, gehe ich den Weg, der mir eben offen steht: Praxis, Empirie. zuerst alles an mir erproben, was klappt, also Leichtigkeit und Beschwerdefreiheit bewirkt.

Ergebnisse ihres Erlebens und ihrer logischen Folgerungen beschreibt sie in ihren zahlreichen Büchern, besonders in den 2012 neu erschienenen: «Tigerfeeling – das sinnliche Beckenbodentraining für sie und ihn», «Tigerfeeling – das Rückenprogramm für sie und ihn», und «Laufen mit Tigerfeeling für sie und ihn». Dort finden Sie anregende und neue Ideen. Dort wird gründlich aufgeräumt mit alten Stoßdämpfervorstellungen in der Wirbelsäule, die die Schwerkraft zum Feind des Menschen macht, und Ähnlichem.

Zurück zur Bewegungsanatomie. Ich fange mit den Knochen an. Tatsächlich erkläre ich diese und die Gelenke oft in den Kursen. Die einzelnen Muskeln kaum.

Zuerst ein ganzes Skelett …

Als ich mit meinen beiden engagierten Illustratorinnen Fiona Goos und Klara Hemmerich nach Skelettdarstellungen suchte, fanden wir eigentlich keine verwertbaren. Klara Hemmerich sagte, sie hätte schon öfter versucht, um ein in einem Anatomieatlas abgebildetes Skelett einen Körper herumzumalen. Es wurde nie ein nach heutigen Kriterien «schöner» Körper. Sie hat dann für eine schöne Frau ein Skelett und ein System der äußeren Muskulatur entworfen (vgl. Abb. 10-1a, Abb. 10-1b und Abb. 10-1c; die Muskelfrau ist in Kapitel 11 abgebildet).

Wenn Sie das Skelett von vorne anschauen, sehen Sie, dass Schultern und Becken bei der Frau die gleiche Weite haben.

Die Seitenansicht eines Menschen zeigt, dass der Abstand von vorne nach hinten bei Kopf, Brustkorb und Becken – bezogen auf die Knochen – auch etwa gleich ist (vgl. Abb. 10-2).

Im Skelett wird das Achsenskelett vom Extremitätenskelett unterschieden. Das Achsenskelett ist der ältere Teil. Es besteht aus Schädel, Wirbelsäule, Brustbein, Rippen und Zungenbein. Ich finde das interessant zu wissen, da das Achsenskelett auch für sich benutzt werden kann. Die meisten Menschen benutzen heute, wenn sie sich zur Seite drehen, den Schultergürtel als «Motor». Sie steuern mit den Schultern die Wirbelsäule. Das tut auf Dauer nicht gut. Die Wirbelsäule aus sich heraus zu drehen, genauer gesagt, die Brustwirbelsäule, ist eine grundlegende «Forderung» der Cantienica-Methode (vgl. Übung 13).

Das Extremitätenskelett setzt sich aus Schulter- und Beckengürtel mit Arm und Beinknochen zusammen.

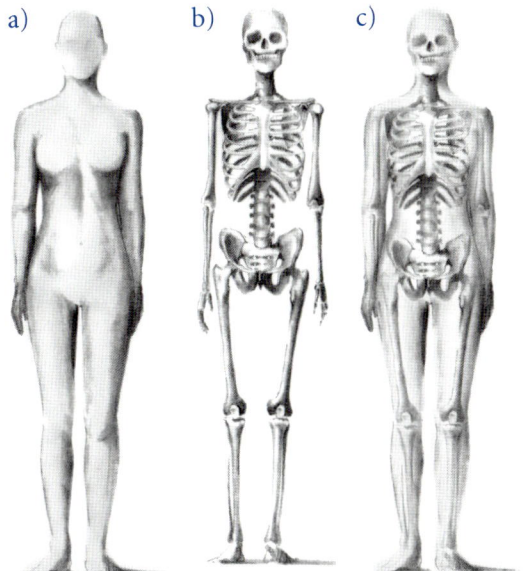

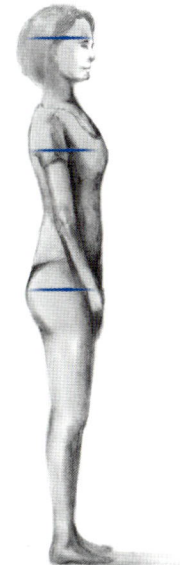

Abbildung 10-1: Das Knochengerüst in Beziehung zum Körper. a) Ein schöner Frauenkörper als Grundlage. b) Das entsprechende menschliche Skelett von vorne. c) Körper mit Skelett; damit Sie die Knochen in sich finden können.

Abbildung 10-2: Die Durchmesser des Skelettes an Becken, Brustkorb und Kopf sind von vorne nach hinten etwas gleich lang.

10.1 Füße

Der Fuß hat sieben Fußwurzelknochen, fünf Mittelfußknochen und 14 Zehenknochen. Das sind 26 Knochen. 26 Knochen sind über 30 Gelenke miteinander beweglich verbunden. Wussten Sie das? Wo ein Gelenk ist, will etwas bewegt werden. Wie viele Gelenke Ihres Fußes bewegen Sie?

Die Gelenke der Fußwurzel haben nur einen minimalen Bewegungsspielraum. Trotzdem, es sind Gelenke, zur Beweglichkeit geschaffen. Durch unsere festen Schuhe werden diese Gelenke so gut wie lahmgelegt.

Wenn Sie das Skelett des Fußes (vgl. Abb. 10-3 und Abb. 10-4) studieren, empfehle ich Ihnen, barfuß zu sein und jeweils den beschriebenen Knochen in Ihren Fuß zu suchen und zu bewegen.

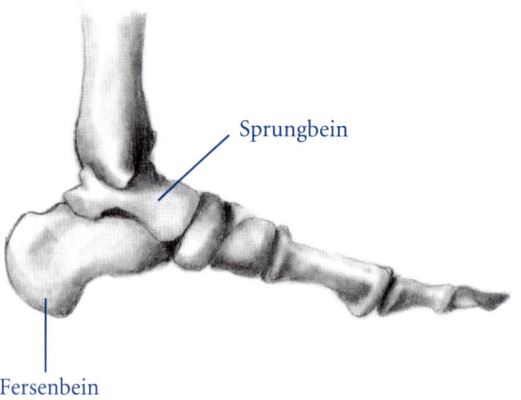

Abbildung 10-3: Fußskelett von der Seite

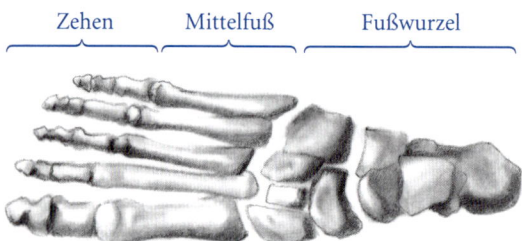

Abbildung 10-4: Fußskelett von oben

Die Fußwurzelknochen sind sehr unterschiedlich. Das Sprungbein ist der oberste Knochen der Fußwurzel, es bildet mit den Unterschenkelknochen das obere Sprunggelenk. Hier ist hauptsächlich Beugung und Streckung möglich. Die Knochenfortsätze der Unterschenkelknochen sind tastbar als Innen- und Außenknöchel. Unter dem Sprungbein ist das Fersenbein, der Kalkaneus.

Zwischen Sprungbein und Fersenbein ist das untere Sprunggelenk. Hier kann der Fuß seitwärts bewegt werden.

Die anderen Gelenke der Fußwurzel sorgen beim Barfußlaufen für die Anpassung des Fußes an Unebenheiten im Gelände. Von der Fußwurzel gehen strahlenförmig die fünf Mittelfußknochen aus. Zwischen Fußwurzel und Mittelfuß sind wieder Gelenke. Hier sind leichte Gleitbewegungen möglich.

Die Gelenke zwischen Mittelfuß und Zehenknochen ermöglichen Beugung, Streckung und Seitwärtsbewegung. Das erste Zwischengelenk der Zehen kann nur Richtung Fußsohle beugen. Das zweite Gelenk Richtung Fußsohle und Fußrücken.

10.2 Beine

Die Beinknochen sind ganz gut bekannt. Der Unterschenkel hat zwei Knochen: das Schienbein und das Wadenbein. Die beiden haben Gelenke zueinander und können sich etwas umeinander drehen.

Das Schienbein bildet mit dem Oberschenkelknochen und der Kniescheibe das Kniegelenk. Das Knie wird durch Muskeln und Bänder stabilisiert.

Zwischen Schienbein und Oberschenkelknochen liegen zwei halbmondförmige Knorpelscheiben, der Innen- und der Außenmeniskus. Beide sind mit Bändern am Schienbein befestigt.

Vorne am Schienbein mündet die große Sehne des Musculus quadriceps in den Knochen. In diese Sehne ist die Kniescheibe eingebunden. Die Kniescheibe ist ein empfindlicher Knochen. Sie ist über Bänder mit dem Oberschenkelknochen und mit den Menisci verbunden.

Im Knie sind vor allem Beugung und Streckung möglich.

Der Oberschenkelknochen ist der längste Knochen des Körpers. Oben zum Becken hin hat er einen «Hals». Der Winkel zwischen Oberschenkelschaft und Schenkelhals ist nicht immer gleich. Je größer er ist, um so beweglicher ist das Hüftgelenk.

In aufrechter Haltung kann eine gerade aufrechte Achse durch Fußgelenk, Knie und Hüftgelenk gelegt werden (vgl. Abb. 10-5).

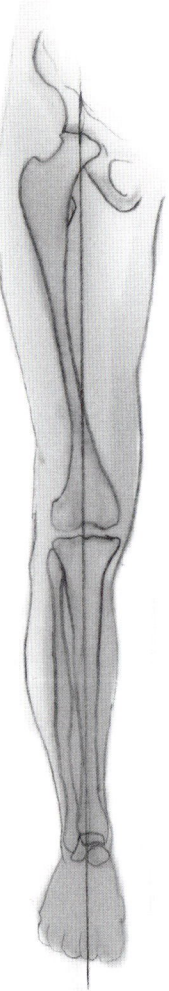

Abbildung 10-5: Die Knochen und Gelenke des Beines. Die gerade Bein-Achse durch die großen Gelenke.

10.3 Becken

Der knöcherne Beckenring (vgl. Abb. 10-6) wird erst durch die Muskulatur (s. Kap. 13.2) zum Becken.

Von außen tastbar sind oben die beiden Beckenkämme, vorne oben der obere Darmbeinstachel, und vorne unten in der Mitte die Symphyse. Die Symphyse ist die elastische Verbindung von rechtem und linkem Schambein. Sie ist eine Scheibe aus Faserknorpel.

Die drei großen Knochen des Beckenringes sind die beiden Hüftbeine und das Kreuzbein. Das Hüftbein wächst in der Kindheit aus Darmbein, Sitzbein und Schambein zusammen. Die Information der Beweglichkeit dieser Knochenteile gegeneinander bleibt lebenslänglich erhalten.

Das Hüftgelenk zwischen Becken und Oberschenkel ist ein Kugelgelenk. Es befindet sich von vorne gesehen etwa in der Mitte der Leisten.

Die Gelenke zwischen den Hüftbeinen und dem Kreuzbein heißen Iliosakralgelenke, abgekürzt ISG. In den Iliosakralgelenken können verschiedene kleine, aber um so wichtigere Bewegungen ausgeführt werden.

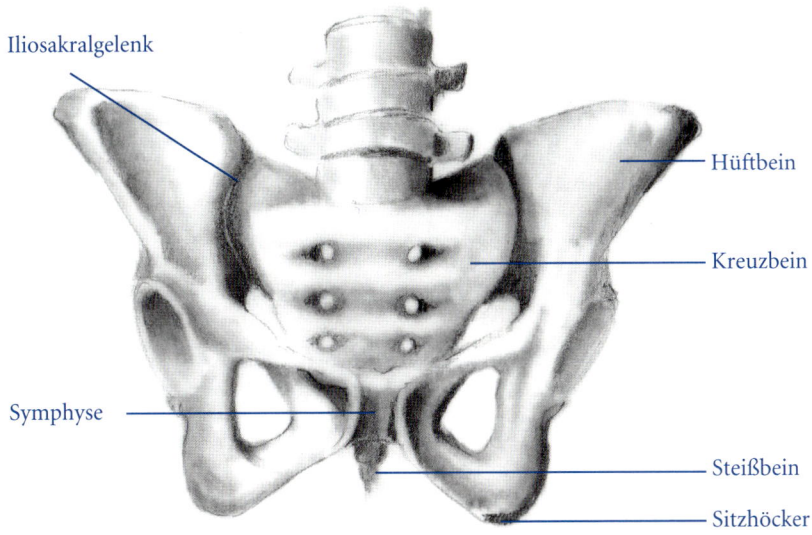

Iliosakralgelenk

Hüftbein

Kreuzbein

Symphyse

Steißbein

Sitzhöcker

Abbildung 10-6: Das knöcherne Becken.

Übung 6: Bewegung im Iliosakralgelenk

Sie kennen das schon, aber mit einem anderen Motiv. Sie sitzen auf einem Stuhl gut ausgerichtet. Mit dem Bewusstsein gehen Sie zu ihrem rechten Sitzknochen und dehnen ihn ganz zart zur hinteren Stuhlkante. Das Knie bleibt, es geht nicht mit nach hinten. Sie haben damit ihr rechtes Iliosakralgelenk bewegt. Nur wenig. Aber mehr wäre auch nicht gut. Der Beckenring wäre nicht mehr stabil. Elastische Stabilität. Andere Seite nicht vergessen (vgl. Abb. 10-7).

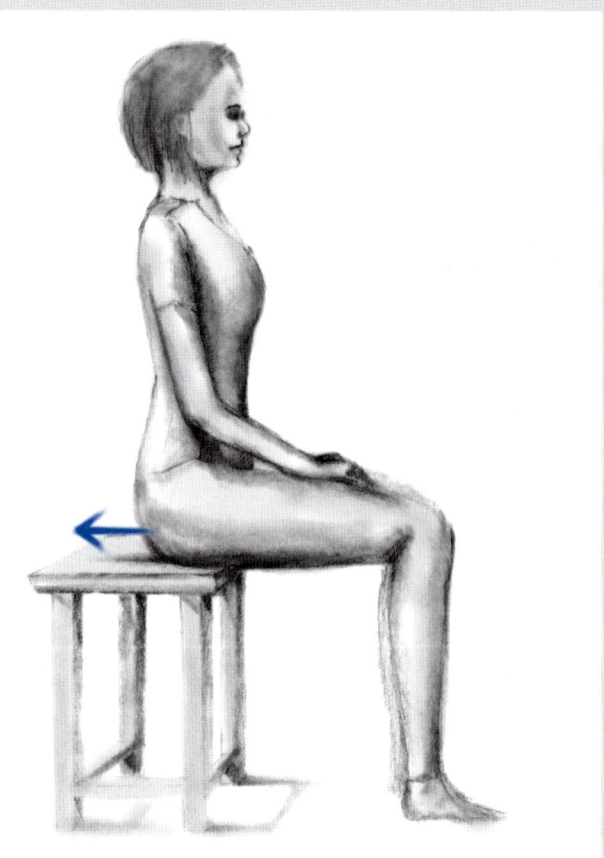

Abbildung 10-7: Bewegung einer Beckenhälfte im Iliosakralgelenk, indem im Sitzen ein Sitzhöcker nach hinten gedehnt wird

10.4 Wirbelsäule

Die Wirbelsäule setzt sich aus Wirbelknochen und Zwischenwirbelscheiben zusammen. Diese wunderbare Säule hat 49 Gelenke. Kleine flache Gelenke. Durch die große Anzahl der Gelenke ist sie biegsam, beweglich:
Beugung und Streckung, Seitwärtsneigung, Drehung sind möglich. Sie ist
aber auch stabil. Gehalten von Bändern und einem eigenem speziellen
Muskelfutter.

Benita Cantieni beschreibt die Wirbelsäule als gerade. Und sie selber
schafft das auch – im Gegensatz zu den verbreiteten Anatomieatlanten, wo
immer die Notwendigkeit einer ausgeprägten S-Kurve betont wird.

Die gedehnte Wirbelsäule federt von sich aus, sie braucht dazu keine
Krümmung. Ziehen Sie die Wirbelsäule in Ihrem Körper immer weiter an
die Gerade, dann haben Sie es mit der Aufrichtung leichter.

Die Stoßdämpfertheorie der Bandscheiben führt zu abgenutzten Bandscheiben. Alle Stoßdämpfer nutzen sich ab mit der Zeit. Sind die Bandscheiben ganz spezielle Gelenke, die die Elastizität der Wirbelsäule erhö-
hen, dürfen sie ihre Form behalten, wenn wir älter werden.

In **Abbildung 10-8** ist ein Kompromiss dargestellt. Die Wirbelsäule aus
einem herkömmlichen Anatomiebuch wurde «an die Gerade» gezogen – so

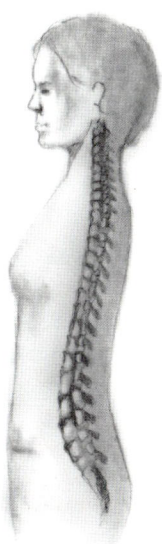

Abbildung 10-8: Die gesamte Wirbelsäule von der Seite.

wie Sie es auch schaffen mit ein klein wenig Übung. Sie schwingt noch leicht im Hinblick auf die Gesamtgestalt des dargestellten Menschen. Nicht als Stoßdämpfer.

Ein Wirbelknochen besteht aus dem Wirbelkörper und dem Wirbelbogen mit seinen Fortsätzen (vgl. Abb. 10-9).

Die Bandscheiben zwischen den einzelnen Wirbeln machen zusammen ein Viertel der Länge der Wirbelsäule aus. Sie bestehen aus dem Anulus fibrosus außen, der aus konzentrischen Fasern und Knorpel aufgebaut ist, und einem Kern, dem Nucleus pulposus. Dieser ist weicher und gallertartig. Bei Rissen im Anulus fibrosus kann aus dem Kern Flüssigkeit austreten. Das passiert vor allem beim Beugen nach vorne, wenn der Rücken rund wird und die Bauchseite verkürzt. Besonders gefährdet sind dann die Bandscheiben der Lendenwirbelsäule.

Wenn beim Bücken die Wirbelsäule gestreckt bleibt (vgl. Abb. 10-10), werden die Bandscheiben geschont.

Die Wirbelbögen aller Wirbel umgeben gemeinsam den Wirbelkanal, in dem das Rückenmark gut geschützt liegt. Die Beschreibung der Knochen der Wirbelsäule erfolgt von unten nach oben: Ganz unten ist das Steißbein, Os coccygis. Es ist aus zwei bis vier rudimentären Wirbeln zusammengewachsen. Sie können es gut an sich tasten. Wie es sich nach innen biegt und in guter Sitzposition die Sitzfläche nicht berührt. Zum Kreuzbein nach oben hat es ein Gelenk. Das Kreuzbein heißt lateinisch Os sacrum, übersetzt heiliger Knochen. Es ist aus einer Verschmelzung von fünf Wirbeln entstanden; wobei die Verschmelzung erst etwa mit 20 Jahren abgeschlossen ist. Als Ganzes ist es dreieckig, vorne nach innen gewölbt. Die fünf Lendenwirbel sind die größten Wirbel. Drehung im Bereich der Lendenwirbelsäule darf nur sehr klein ausgeführt werden, sonst werden die Gelenkflächen geschädigt. Beugung und Streckung, auch Seitwärtsneigung sind gut möglich.

Zwölf Brustwirbel bilden zusammen mit den Rippen und dem Brustbein den Brustkorb. Am Wirbelkörper haben sie mit den Rippen Gelenke. Die Rippen können zu den Seiten aktiv bewegt werden.

Die Gelenkflächen zwischen den Brustwirbeln sind so gerichtet, dass Beugung, Streckung und Seitwärtsneigung möglich sind. Die Dornfortsätze sind steil nach unten gerichtet und schränken damit die Beugung nach hinten ein.

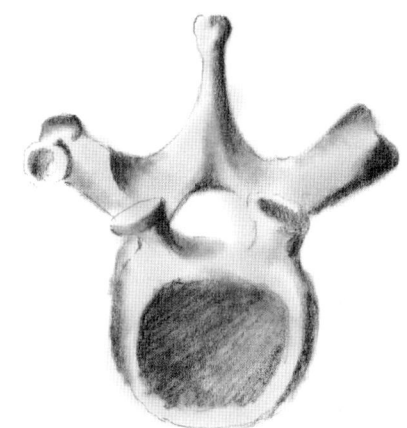

Abbildung 10-9: Ein einzelner Wirbelkörper von oben gesehen (Brustwirbel).

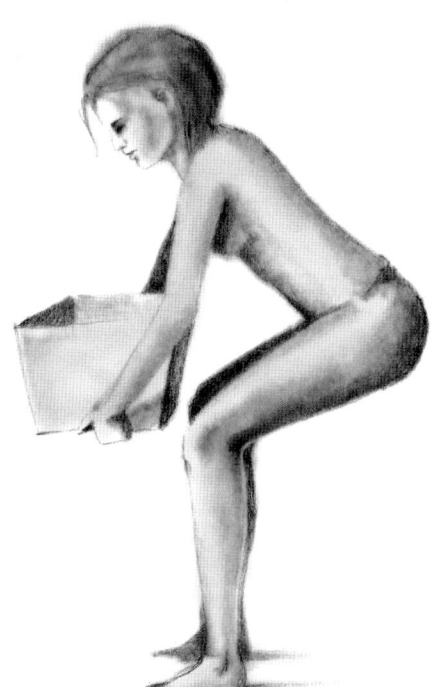

Abbildung10-10: Beim Bücken die Lendenwirbelsäule gerade halten. Der ganze Rücken bleibt aufgespannt, die Knie über den Fersen

Besonders gut geht die Drehung, sie ist geradezu das Spezifikum der Brustwirbelsäule. B. Cantieni äussert sich dazu:

In der Cantienica-Methode ist die Mobilität der Brustwirbelsäule geradezu zentral für die Gesundheit und die Beweglichkeit des Rumpfes. Ein Mensch, der die BWS anatomisch gut und bauplanerisch verwendet, einsetzt, lebt, kann nicht in sich zusammen sinken. Die bewegliche BWS ist eine der wichtigsten Well-Aging-Maßnahmen überhaupt. Geht die Aufspannung von unten nach oben, kommt im Kreuz die Hauptschaltzentrale für den aufrechten Kreuzgang. Für die Beckenmobilität. Dann kommt die obere Schaltzentrale in der BWS.

In der Halswirbelsäule beträgt die Dicke der Zwischenwirbelscheiben ein Drittel der Höhe der Wirbelkörper. Das ist ziemlich viel. Da angeblich die Höhe der Bandscheiben im Alter abnimmt, «muss» somit der Hals im Alter kürzer werden, wie es heute normal geworden ist. Die Aufspannung der Wirbelsäule erhält die Bandscheiben in ihrer guten Höhe.

Die Querfortsätze der Halswirbel bilden einen Kanal, durch den ein Blutgefäß, die Arteria vertebralis, läuft, die einen Teil des Gehirns versorgt (vgl. Abb. 10-11). Eine gute Ausrichtung der Halswirbelsäule ist somit für die Gehirndurchblutung wichtig.

Der oberste Halswirbel heißt Atlas. Er hat eine ganz eigene Form. Er ist ein Knochenring mit großen Gelenkflächen nach oben zum Hinterhauptsknochen. Hier sind Beugung und Streckung am freiesten. Dieses Gelenk befindet sich zwischen vorne und hinten in der Mitte des Schädels. Das ist

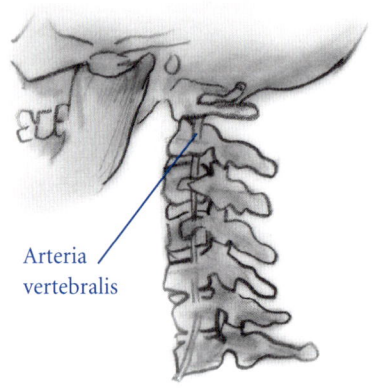

Arteria
vertebralis

Abbildung 10-11: Die Halswirbelsäule von der Seite mit der Arteria vertebralis.

eine wunderbare Einrichtung für die Schwerelosigkeit des Kopfes. Bei gerader Wirbelsäule und gut platziertem Kopf wird kaum Muskelkraft benötigt für das Tragen des Kopfes.

Wenn Sie sich umschauen bei Ihren Mitmenschen, sehen Sie, dass fast alle Köpfe viel weiter vorne getragen werden. Das kostet enorme Anstrengung.

10.5 Brustkorb

Der knöcherne Brustkorb besteht aus zweimal zwölf Rippen, zwölf Brustwirbeln und dem Brustbein (vgl. Abb. 10-12). Die Beweglichkeit der Brustwirbel wurde schon betont. Die Drehfreiheit geht vom untersten bis zum obersten Brustwirbel.

Die zwölf Rippenpaare sind sehr unterschiedlich lang. Die ersten sechs Rippenpaare sind direkt mit dem Brustbein mit einer knorpeligen Verbindung verwachsen. Die siebten bis zehnten Rippen münden in einen gemeinsamen Knorpelbogen, der zum Brustbein zieht. Diese Anordnung erhöht die Beweglichkeit. Die elften und zwölften Rippen enden frei.

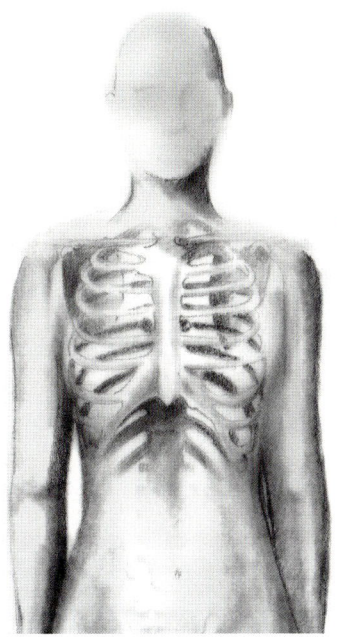

Abbildung 10-12: Der knöcherne Brustkorb.

10.6. Schultergürtel

Der Schultergürtel ist entwicklungsgeschichtlich jünger als die Knochen des Stammskelettes.

Übung 7: Trennung von Stammskelett und Sekundärskelett

Als Zwischenübung, um Stammskelett und Sekundärskelett zu trennen:

Versuchen Sie im Sitzen sich so zu bewegen, als hätten Sie keine Schultern. Vor allem sich zu drehen, als läge der Schultergürtel einfach da und könne nicht einwirken auf den Brustkorb. Dann drehen Sie die Wirbelsäule aktiv und nicht passiv von den Schultern gezogen. Ein anderer Wegweiser wäre: das Brustbein aktiv um die eigene Mittelachse drehen. «Die Schultern sind die Beifahrer. Sie geben nicht Gas, sie bremsen nicht. Sie machen die Bewegung passiv mit.»

Wer das öfter übt, aktiviert seine autochthone Rückenmuskulatur und streckt so seine Wirbelsäule immer mehr in die Länge. Es geht so weit: wenn jemand sich schultergesteuert im Brustbereich dreht, drückt er sich zusammen. Dreht er sich aus der Tiefenmuskulatur, wird sogar der Hals sofort gedehnt. Die Dehnung breitet sich nach oben aus.

Der Schultergürtel besteht aus zwei Schulterblättern und zwei Schlüsselbeinen. Das Schulterblatt liegt auf der Rückseite des Brustkorbes auf den oberen Rippen. Es hat eine dreieckige Form (vgl. Abb. 10-13). Nach oben außen verdickt sich der Knochen und bildet die Gelenkhöhle für den Oberarmknochen aus. Das Gelenk zwischen Schulterblatt und Oberarm ist nach der Seite gerichtet. Ich finde, das ist wichtig zu wissen. Sehr viele Menschen ziehen die Schultern hoch, wenn sie den Arm heben. Mir kommt es oft so vor, als liege das an einer falschen Vorstellung von dem Gelenk. Als wäre das Gelenk nach unten gerichtet. Meist ist sofort die Beweglichkeit der Arme freier, wenn die Anatomie des Schultergelenkes verstanden wird.

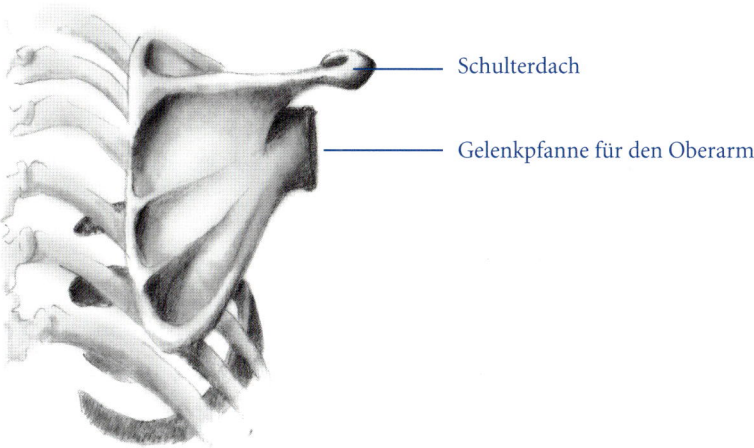

Schulterdach

Gelenkpfanne für den Oberarm

Abbildung 10-13: Das rechte Schulterblatt von hinten.

Von der Oberkante des Schulterblattes geht wie ein gebogener Finger nach vorne der Rabenschnabel. An der Hinterfläche des Schulterblattes ist ein knöcherner Wulst, die Spina scapulae, der nach oben außen in das Schulterdach übergeht. Das Schulterdach breitet sich in einem kräftigen Schwung über die Rippen nach vorne und zur Seite aus und verbindet sich über ein Gelenk mit dem Schlüsselbein der gleichen Seite. Wenn wir jemandem die Hand auf die Schulter legen, legen wir sie auf das Schulterdach. Das Schulterblatt kann auf den Rippen nach oben und unten bewegt werden, zur Seite und wieder zurückrutschen und sich auf den Rippen drehen.

Am Schultergürtel vorne sind die beiden Schlüsselbeine. Vierfüßler haben kurze Schlüsselbeine. Beim Menschen halten die langen Schlüsselbeine den Abstand zwischen Brustbein und Schulterblatt, damit die Arme an der Seite hängen und nicht vorne. Die Schlüsselbeine haben zum Brustbein hin je ein Gelenk.

Der Schultergürtel liegt gewissermaßen oben quer auf dem Brustkorb (**vgl. Abb. 10-14**). Die Balance des Schultergürtels wird unterstützt durch die Symmetrie der Knochen. Ist der Brustkorb gut ausgerichtet, können beide Schultern entspannt zu den Seiten fließen. Der Schultergürtel hat dann etwas Schwebendes. Alles chronische Hochziehen, Vorziehen,

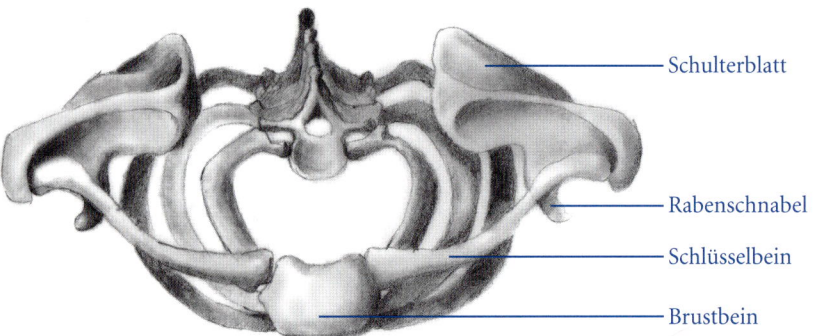

Schulterblatt

Rabenschnabel

Schlüsselbein

Brustbein

Abbildung 10-14: Der ganze Schultergürtel von oben gesehen.

Zurückdrücken oder Runterdrücken beeinträchtigt die oberen Rippen und beansprucht Muskeln zur ständigen Haltearbeit, die eigentlich eine andere Aufgabe haben: nämlich für die freie Beweglichkeit der Arme zu sorgen.

10.7 Arme und Hände

Der Oberarmknochen (**vgl. Abb. 10-15**) hat oben einen Kopf. Der ist nach innen gerichtet, zur Gelenkpfanne des Schulterblattes. Das Oberarmgelenk ist ein Kugelgelenk.

Die Gelenkkapsel des Oberarmgelenkes ist sehr groß und relativ schlaff. So wird die freie Beweglichkeit des Armes nicht eingeschränkt. Allerdings schrumpft sie schnell, wenn das Oberarmgelenk nicht bewegt wird. Das Oberarmgelenk verträgt keine Ruhigstellung.

Am Unterarm sind zwei lange Knochen. Elle und Speiche. Die Elle hat oben einen massiven Teil, das Olekranon. Das Olekranon ist die Knochenstelle, die wir Ellenbogen nennen. Der zweite Unterarmknochen ist die Speiche. Zwischen Elle und Speiche sind zwei Gelenke. Dadurch können sich die beiden Knochen umeinander drehen (**vgl. Abb. 10-16**). Sie erlauben dem Unterarm eine Drehung um die eigene Achse. Einmal zeigt die Handfläche am nach vorne gestreckten Arm nach oben, einmal nach unten. Bei diesen Bewegungen bewegt sich der Ellenbogen nicht, es sind reine Bewegungen im Unterarm.

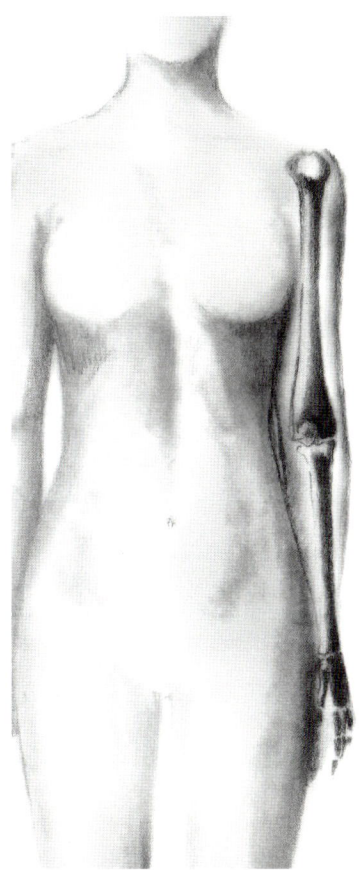

Abbildung 10-15: Knochen des linken Armes.

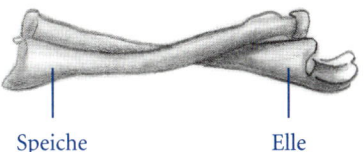

Speiche   Elle

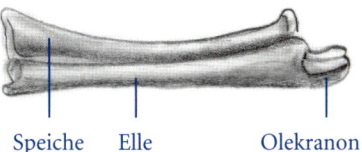

Speiche   Elle   Olekranon

Abbildung 10-16: Die Unterarmknochen Elle und Speiche des rechten Armes. Sie können mit ihren Gelenken umeinander gedreht werden. Rechts zeigt die Handfläche am nach vorne gestreckten Arm nach oben, links nach unten.

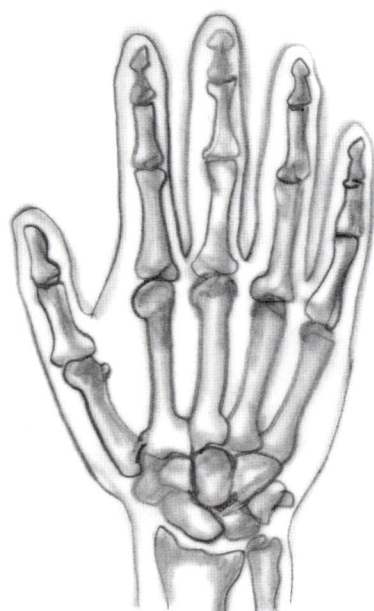

Abbildung 10-17: Skelett der rechten Hand vom Handrücken aus gesehen.

Das Handgelenk erlaubt Beugung, Streckung und Biegung der Hand nach beiden Seiten. Hier sind die beiden Unterarmknochen und die vier ersten Handwurzelknochen gelenkig verbunden.

Die Handwurzel setzt sich aus acht kleinen Knochen zusammen. Nach der Handwurzel folgen die fünf strahligen Mittelhandknochen (**vgl. Abb. 10-17**). Der Daumen hat zwei Glieder, die anderen vier Finger haben drei Glieder. Da das Gelenk zwischen Handwurzel und Mittelhandknochen des Daumens eine auffallend große Bewegungsfreiheit hat, lässt sich der Daumen den anderen Fingern gegenüber stellen.

10.8 Kopf

Neurocranium werden die Knochen genannt, die das Gehirn umgeben. Hier sind die einzelnen Knochen durch unregelmäßige Nähte (Suturen) verbunden (**vgl. Abb. 10-18**). Diese Suturen können minimal bewegt werden. Passiv geschieht es bei der Kraniosakraltherapie. Im Cantienica-Facefor-

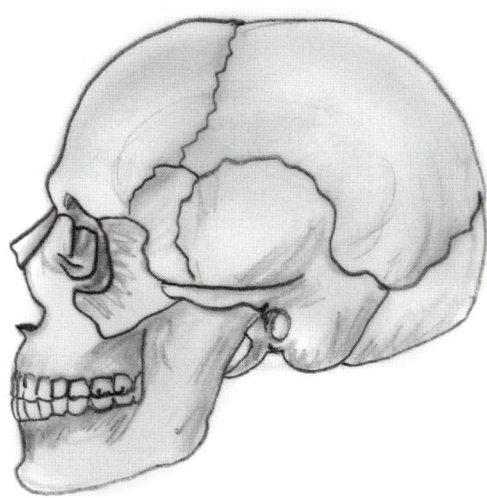

Abbildung 10-18: Knöcherner
Schädel von der Seite.

ming gibt es Atemübungen, die ebenfalls spürbar die Schädelknochen gegeneinander bewegen.

Im knöchernen Schädel gibt es zwei «echte» Gelenke: das rechte und das
linke Kiefergelenk.

Die Gelenke zwischen Hals und Schädel liegen zwischen vorne und hinten etwa in der Mitte des Schädels. Direkt über diesen Gelenken sind die
Gleichgewichtsorgane. Jede kleinste Kopfbewegung wird registriert von
diesen Gleichgewichtsorganen, die gut eingeschlossen im Innenohr liegen.
Sind die Gelenkflächen zentriert, braucht es keine Muskelkraft, um den
Kopf zu halten. Da das selten der Fall ist, brauchen wir unnötige Muskelkraft und irritieren über das Gleichgewichtsorgan viele andere Körper-
funktionen.

Wird der Kopf gewohnheitsmäßig im Ungleichgewicht gehalten, z. B. durch eine
seitliche Neigung oder eine Neigung nach hinten mit einer Absenkung der Kehle,
so ermüdet nicht nur die haltende Muskulatur, sondern es wird auch das propriozeptive System irritiert. (Todd, 2009, S. 98)

Das propriozeptive System ist das in den ganzen Körper ausgebreitete Organ für die Eigenwahrnehmung des Bewegungsapparates.

11. Die Strömungsgebärden der Muskulatur

Muskelbilder zeigen ein ästhetisches, klar strukturiertes Strömen. Kraft, Energie strömt durch diese Strukturen in eindeutige Richtungen, die sich ineinander verweben.

Muskeln verbinden und vernetzen. Sie halten die Knochen auseinander – die Knochen haben sich vereinzelt, die Muskeln nicht –, und sie verbinden sie gleichzeitig zu verschiedenen Funktionseinheiten, wenn sie als Team benutzt werden. Benita Cantieni spricht oft von der vernetzten Muskulatur. Eine Tonuswelle breitet sich aus in einem ganzen Muskelzusammenhang. Nicht in vereinzelten kontrahierten Muskeln.

Deswegen werden die vielen Namen der Muskeln nicht aufgezählt. Die Muskeln werden nur in Gruppen und Schichten skizziert dargestellt. Es ist nicht nötig, sie alle einzeln zu kennen. Jedes Gelenk hat alle Muskeln, die es braucht, um sich in seiner Architektur gedehnt zu bewegen.

Wenn einer herausfällt aus dem Zusammenhang, ist es allerdings manchmal gut, ihn genauer anzuschauen. Das geht dann ins Therapeutische.

Die Art, wie die Muskeln üblicherweise dargestellt und benannt werden, reduziert ihre Funktion meistens auf einen sehr einseitigen Aspekt. Als Beispiel nehme ich gleich den Beckenboden. Der Musculus levator ani spielt eine zentrale Rolle in der ganzen Cantienica-Methode. Wörtlich übersetzt heißt er Ringmuskelheber. Der Ringmuskel ist der Schließmuskel des Enddarmes, der Anus. Jeder, der den Musculus levator ani aktivieren lernt, erlebt eine enorme Wirkung auf die verschiedensten Bereiche des Körpers. (Neulich nannte ihn eine Gruppe den Levator vitae, den Lebenserleichterer. Ich finde, er verdient diesen Namen – allerdings kam uns das dann vor wie eine neue Religion, und das soll es wirklich nicht sein. Also – ein guter Name steht noch aus.).

Hier sehen sie den «Muskelmenschen» des Frauenkörpers, der schon im Kapitel über das Knochensystem dargestellt wurde (vgl. Abb. 11-1a, Abb. 11-1b und Abb. 11-1c).

Wenn Sie einen gedanklichen Ausflug mit mir machen wollen: Es wird angenommen, dass Muskeln sich verkürzen, wenn sie aktiv sind. Wenn sie nicht aktiv sind, sind sie weich. Wenn Sie jetzt diesen Muskelmenschen einige Muskeln aktivieren lassen auf die beschriebene Weise, wird er immer kürzer. In diesem Gedankenmodell kann es den Knochen, die unter den Muskeln sind, nicht besonders gut gehen.

Aktive Dehnung der Gelenke ist möglich. Das kann jeder in sich erleben.

a)   b)   c)

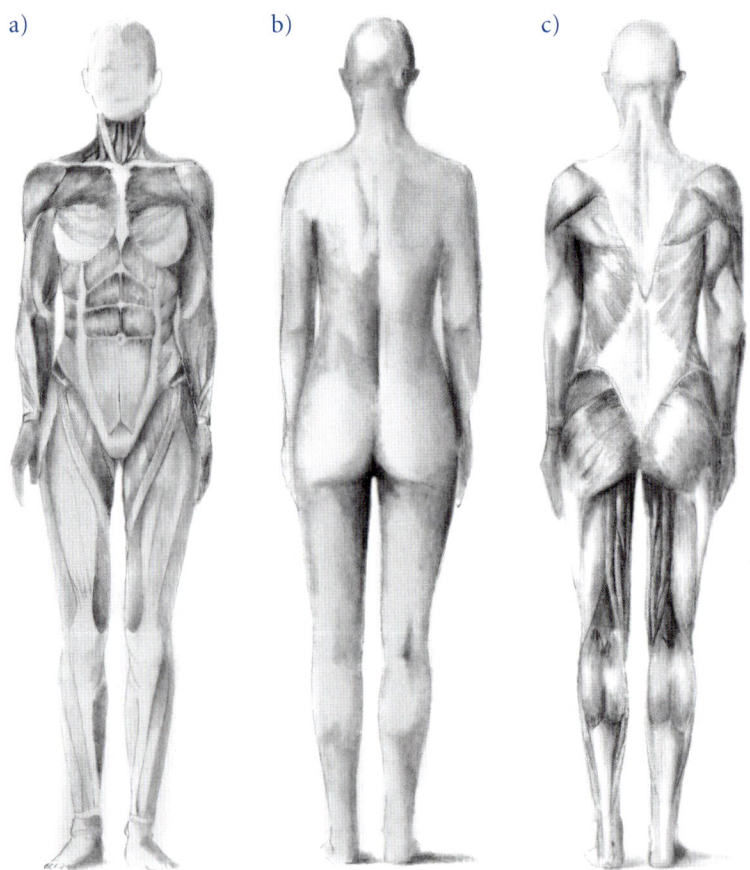

Abbildung 11-1: Die äußere Muskelschicht des ganzen Körpers. a) Muskelfrau von vorne. b) Der Frauenkörper zu Abbildung 10-1a von hinten. c) Muskelfrau von hinten.

11.1 Fuß

Die äußeren Muskeln der Fußsohle zeichnen ein charakteristisches Bild. Sie können darin ein V erkennen (**vgl. Abb.** 11-2).

V im V ist eine wichtige Übung (vgl. Kap. 13.10), um die Fußmuskulatur zu harmonisieren und von hier einen direkten Weg zum Musculus levator ani zu aktivieren. Auch die Beinmuskulatur arbeitet mit.

Die Knochen des Fußes, auch die Zehen, werden großteils von Muskeln bewegt, die vom Bein kommen.

a)   b)

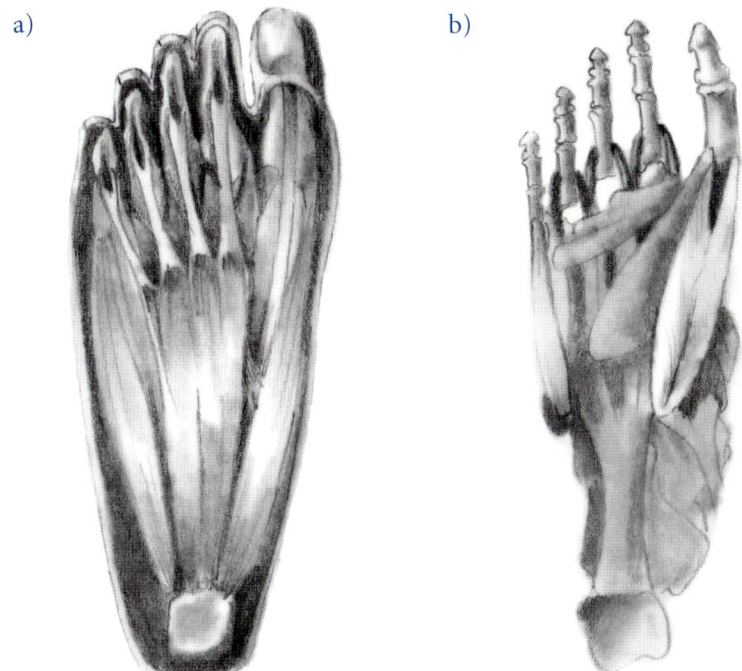

Abbildung 11-2: Muskeln der Fußsohle. a) Äußere Schicht. b) Innere Schicht.

11.2 Bein

Die Muskeln der Beine sind lang und verlaufen ziemlich senkrecht (**vgl.** **Abb.11-3**). Klar geordnete kraftvolle Energieströmungen laufen hier von den Füssen über die Beingelenke zum Rumpf. Sich mit den großen Gelenken bewegen und diese vor Abnützung schützen ist eine anspruchsvolle Aufgabe. In der Abbildung sind auch die großen Gesäßmuskeln dargestellt.

a)   b)   c)   d)

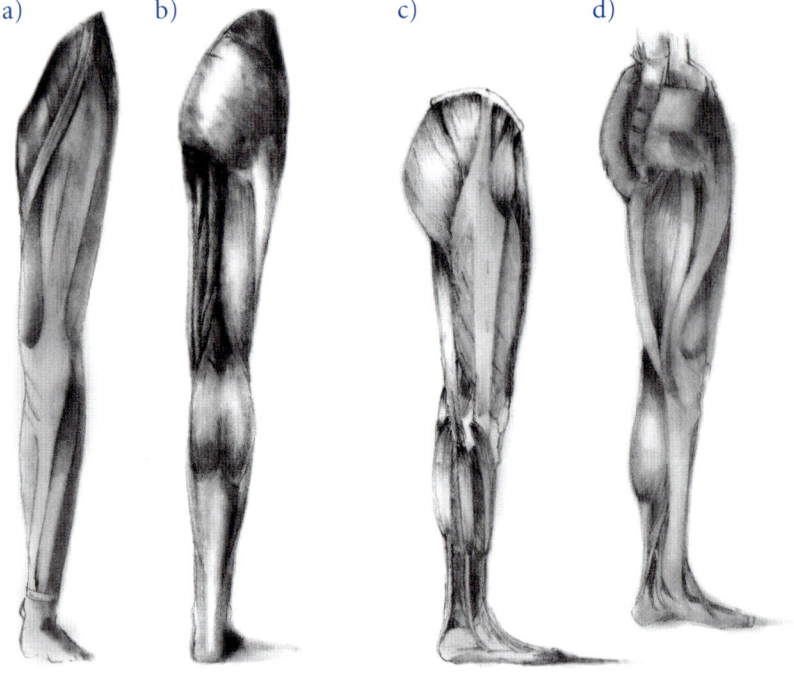

Abbildung 11-3: Beinmuskulatur. a) Muskelbein von vorne. b) Muskelbein von hinten. c) Muskelbein von außen. d) Muskelbein von innen.

11.3 Unterschenkel, Oberschenkel und Hüfte

Am Unterschenkel gibt es unter den großen Außenmuskeln vorne und hinten jeweils eine weitere Schicht (vgl. Abb. 11-4). Um zeigen zu können, wie die Muskeln von den Zehen über den ganzen Fuß bis zum Unterschenkel verlaufen, ist in der Abbildung das Fußgelenk gestreckt. Am Fußgelenk vorne werden die Muskeln durch ein kräftiges Band an den Knochen gehalten. Sie würden sonst schräg nach oben verlaufen und die Beugung im Sprunggelenk nicht mitmachen.

Der Oberschenkel innen besitzt unter den Außenmuskeln eine schön verzweigte Schicht verbunden mit dem Schambein des Beckens (vgl. Abb. 11-5). Diese Schicht wird als Adduktorengruppe bezeichnet. Adduktoren hießt die Anzieher. Wenn sie isoliert eingesetzt werden nach herkömmli-

a) b)

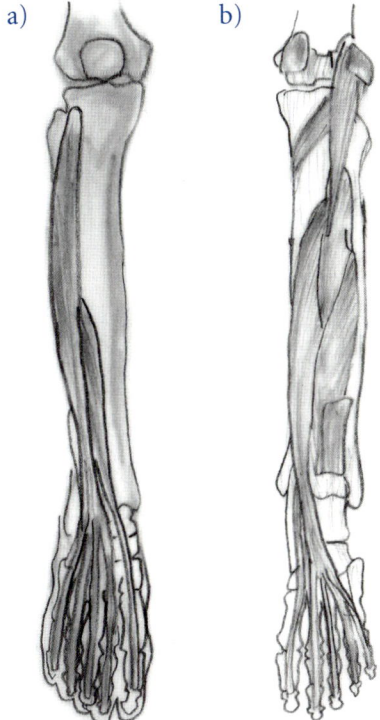

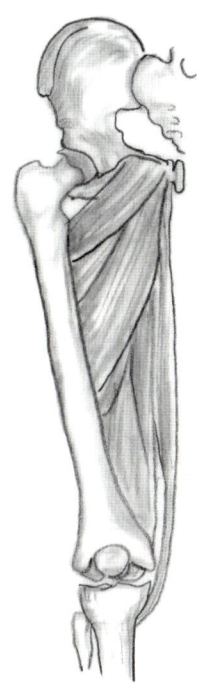

Abbildung 11-4: Tiefe Muskulatur des Unterschenkels. a) Von vorne. b) Von hinten.

Abbildung 11-5: Die sogenannte Adduktorengruppe zwischen Schambein und Oberschenkelknochen innen.

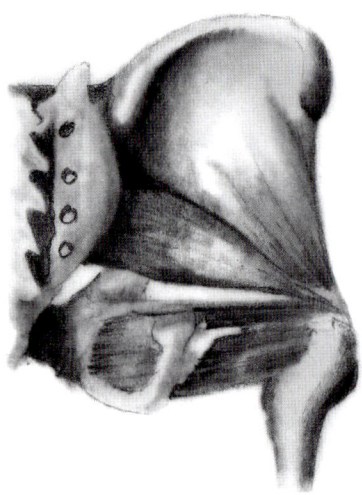

Abbildung 11-6: Die tiefe Hüftmuskulatur von hinten unter den großen Gesäßmuskeln.

cher Anschauung ziehen sie die Beine zusammen. In vielen Cantienica-Übungen werden sie ganz bewusst gedehnt.

Hinten zwischen Oberschenkel und Beckenknochen ist unter den Gesäßmuskeln die tiefe Hüftmuskulatur (**vgl. Abb. 11-6**).

11.4 Becken

Wenn Sie von oben in das knöcherne Becken schauen könnten, würden Sie sehen, wie groß die Öffnung nach unten ist (**vgl. Abb. 11-7**).

Diese Öffnung wird von der inneren Beckenbodenschicht, dem Musculus levator ani, beweglich ausgekleidet. (**vgl. Abb. 11-8**). In der Abbildung sehen Sie außer dem Beckenboden zwei Muskeln, die innen im Becken beginnen, es dann verlassen, um von hinten in den Oberschenkel zu münden. Die innerste Schicht des Beckenbodens geht vom Schambein, von einem Sehnenband und von einem hinteren Darmbeinfortsatz zum Steißbein und zum unteren Kreuzbein.

Dieses in verschiedene Richtungen gewobene Muskelnetz hat Aufgaben, die nicht leicht zu vereinen sind. Es trägt die Organe, macht den knöchernen Beckenring zum Becken, macht das Becken elastisch stabil, damit sich der Mensch aufgerichtet frei bewegen kann. Und es umschließt die Öffnungen der Ausscheidungsorgane, öffnet sich beim Gebären für das Kind.

Um den Bodencharakter dieses Muskelteppichs zu veranschaulichen, ist eine schematische Abbildung dazugefügt. Das Becken ist hier gewissermaßen aufgesägt und Sie schauen von innen nach außen zur Beckenwand. (vgl. Abb. 11-9).

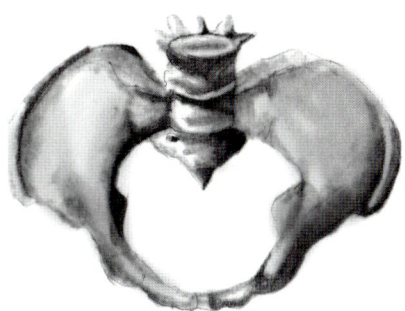

Abbildung 11-7: Der knöcherne Beckenring von oben gesehen.

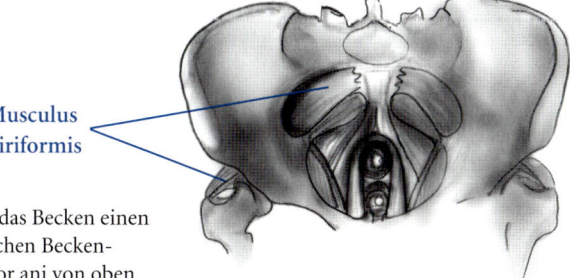

Musculus piriformis

Abbildung 11-8: Hier hat das Becken einen Boden. Muskeln der seitlichen Beckenwand und Musculus levator ani von oben.

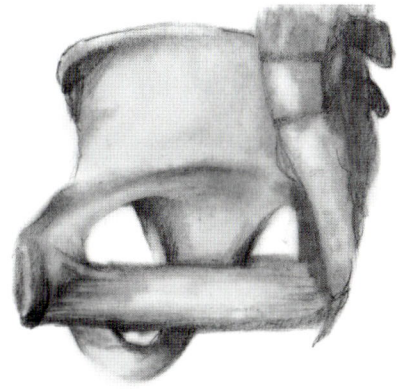

Abbildung 11-9: Halbe Beckenbodenschicht von der Körpermitte aus in Richtung knöcherne Beckenwand gesehen. Innerste Beckenbodenschicht schematisch dargestellt, um den Bodencharakter zu zeigen. Die Muskeln der Beckenwand und die beiden äußeren Schichten des Beckenbodens wurden weggelassen.

11.5 Hintere Bauchwand

Becken und Brustkorb sollen einen großen Abstand zueinander haben. Dieser Abstand wird nur von relativ wenig Knochen gehalten. Die Lendenwirbel sind zwar besonders kräftig, aber auch besonders gefährdet. Bandscheibenschäden im Lendenbereich kommen heute schon bei sehr jungen Menschen vor. Wenn die Haltung die großen Körperteile im Lot ausrichtet, kommt der Muskulatur der Bauchwand eine besondere Bedeutung zu. Der große Musculus iliopsoas ist als Lendenmuskel bekannt (vgl. Abb. 11-10). Er kleidet die hintere Bauchwand und das Becken innen aus und verbindet das Bein mit der hinteren und seitlichen Rumpfwand. Der muskuläre Teil des Zwerchfelles reicht mit zwei Schenkeln weit hinunter zur Lendenwirbelsäule. Für das Auseinanderhalten von Becken und Brustkorb kommt so auch dem Zwerchfell eine eigene Bedeutung zu. Seitlich vom Musculus iliopsoas ist die hintere Bauchwand vom quadratischen Lendenmuskel verstärkt.

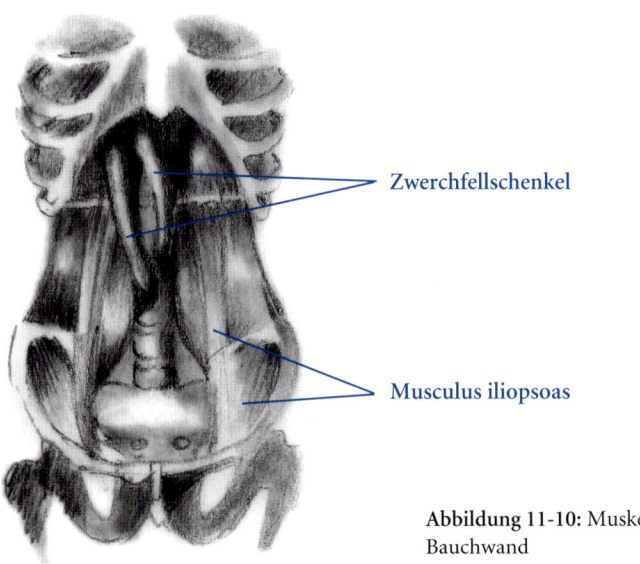

Zwerchfellschenkel

Musculus iliopsoas

Abbildung 11-10: Muskeln der hinteren Bauchwand

11.6 Vordere Bauchwand

Die Bauchdecke besitzt vier große Muskeln. Drei davon sind flächig, der quer gelegene und die beiden schrägen (vgl. Abb. 11-11).

Der bekannteste Bauchmuskel ist der gerade Muskel. Er wird oft einfach als Rectus bezeichnet. Er zieht auf beiden Seiten der Mittellinie des Bauches vom Schambein zur Außenseite der fünften bis siebten Rippe. Er wird in einigen Sportarten ganz besonders trainiert und wegen seiner quer verlaufenden Sehnenanteile dann als Sixpack bezeichnet. Die beiden flächigen schrägen Muskeln umweben die Taille, stützen den Brustkorb im ganzen Umfang und machen jede Bewegung zwischen Brustkorb und Becken mit. In der Cantienica-Methode spielen sie eine besondere Rolle.

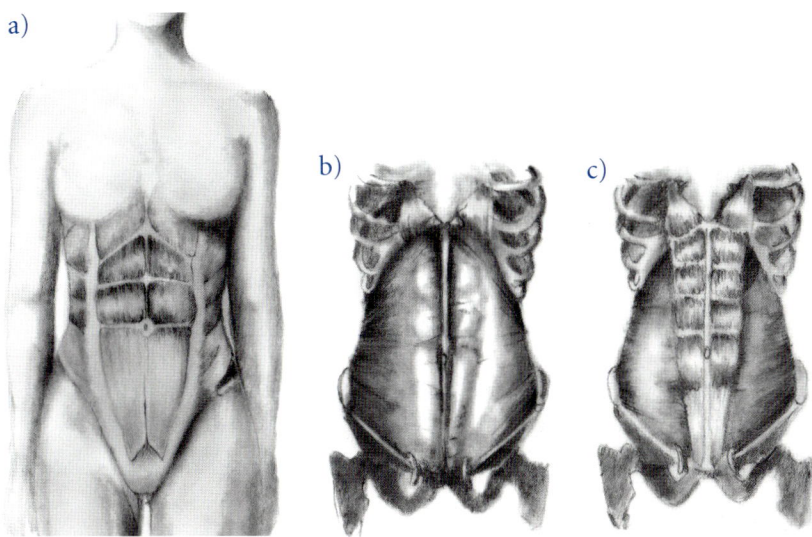

Abbildung 11-11: Muskeln der vorderen Bauchwand. a) Äußere Schicht. b) Mittlere Schicht. c) Innerste Schicht.

11.7 Rücken und Hals

Im unteren Rücken knochennah setzt eine große Faszie außen am Kreuzbein und hinten am Darmbein an. Aus ihr gehen einige lange Muskeln hervor (**vgl. Abb. 11-12 rechts**). Unter dieser Schicht sind die ganz kleinen Muskeln zwischen den Wirbeln (**vgl. Abb. 11-12 links**). Das ganze heißt autochthone Rückenmuskulatur.

Autochthon meint ortsständig, an Ort und Stelle entstanden. Die autochthonen Muskeln ganz allgemein sind von der embryologischen Entwicklung gesehen am Ort geblieben. Nicht eingewandert, wie zum Beispiel die großen äußeren Rückenmuskeln, die eigentlich Armmuskeln sind (allochthon). Laut mancher Anatomiebüchern haben die autochthonen Rückenmuskeln eine geringe Wirkung und nur wenig Einfluss. Für die Aufspannung der Wirbelsäule sind sie essenziell. Sie halten die Wirbelsäule aufrecht und richten die Wirbel gegenseitig aus. Für den Rücken ist es gesund, wenn die ihm gehörende Muskulatur aktiv ist. Sie sorgt für eine harmonische Beweglichkeit der vielen kleinen Wirbelgelenke und die gerade Länge des

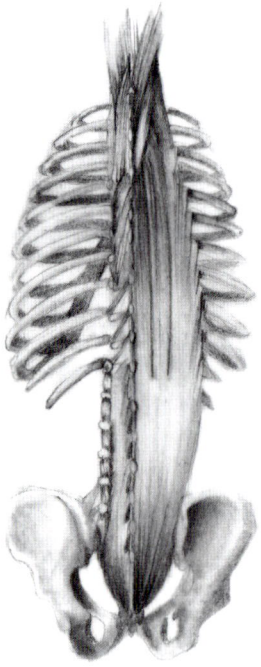

Abbildung 11-12: Die autochthone Rückenmuskulatur. Links die ganz tiefe Schicht der Zwischenwirbelmuskeln, rechts die darüberliegende Schicht mit langen Muskeln.

ganzen Rückens. Die großen äußeren Muskeln sollten zusätzlich eingesetzt werden bei großen Bewegungen des Rumpfes, des Schultergürtels und der Arme. Wenn bei einer großen Bewegung die äußeren Muskeln gebraucht werden, ist es umso wichtiger, auch in der Tiefe aktiv zu sein. Eine gedehnte Wirbelsäule kann groß bewegt werden, ohne Schaden zu erleiden. Ohne Grundaufspannung nutzt sie sich ab. Die bewusste Aktivierung der autochthonen Rückenmuskulatur unterscheidet das Cantienica-Training grundlegend von vielen anderen Trainingsmethoden.

Diese tiefen Schichten werden bedeckt von den äußeren Muskeln, die im Gesamtbild der Muskulatur abgebildet sind (vgl. Abb. 11-1c, S. 100).

Ganz oben kommen zwischen Hals und Hinterkopf noch eine Reihe kleiner Muskeln dazu (**vgl. Abb. 11-13**). Diese kleinen Muskeln haben eine sehr große Bedeutung für die Position des Kopfes. Beziehungsweise sie können nur dann gut arbeiten, wenn der Kopf gut positioniert ist. Die Gelenke zwischen Atlas (oberster Halswirbel) und Schädel und zwischen Axis (nächster Wirbel zum Atlas) und Atlas können nur dann zentriert sein, wenn das Verhältnis der großen Körperteile Becken, Brustkorb, Hals zuei-

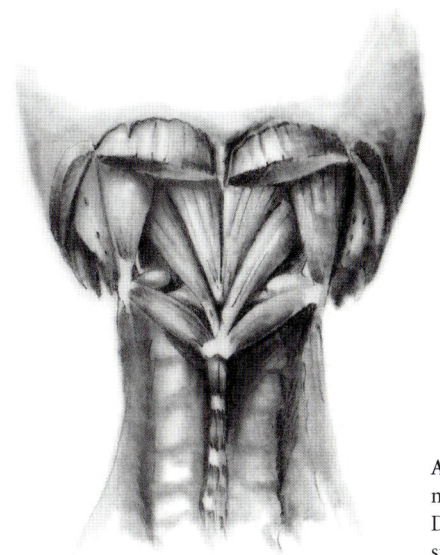

Abbildung 11-13: Die tiefe Nackenmuskulatur, der «Nackenstern».
Die darüber liegenden äußeren Muskeln sind durchtrennt.

nander stimmt. Forschungen haben ergeben, dass diese kleinen Nackenmuskeln besonders reich an Muskelspindeln sind. Muskelspindeln sind
«Sinnesorgane» für die Propriozeption (s. Kap. 12.1) – für die Muskeldeh-
nung. Eine ungünstige Haltung in diesem Bereich beeinträchtigt das Befinden des ganzen Menschen, raubt ihm Energie, erschwert die Durchblutung
des Gehirns und das freie Zusammenspiel von zentralem und peripheren
Nervensystem.

Die seitlichen und vorderen Halsmuskeln (vgl. Abb. 11-14) sind zahlreiche
lange schlanke Muskeln. Sie ziehen vom Brustbein, vom Schlüsselbein und
vom Schulterblatt zum Kopf. Oft mit einer Zwischenstation am Zungenbein. Das Zungenbein ist ein kleiner Knochen über dem Kehlkopf, an dem
die Zunge einen Ursprung hat sowie viele andere Muskeln des Halses und
des Mundbodens.

Ein großer Muskel, den Sie alle an sich kennen, zieht vom Brustkorb
nach schräg oben hinten unters Ohr. Es ist der Musculus sternocleidomastoideus.

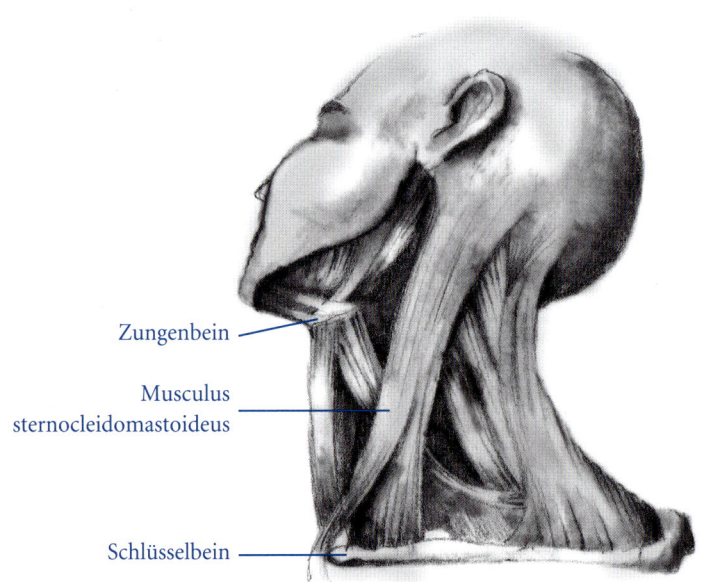

Zungenbein

Musculus
sternocleidomastoideus

Schlüsselbein

Abbildung 11-14: Die Muskeln des vordern und seitlichen Halsdreieckes.

11.8 Brustkorb

Zwischen den Rippen sind mehrere Muskelschichten. Sie sind wie eine Fortsetzung der schrägen Bauchmuskeln durch den Brustkorb (vgl. Abb. 11-15).

Das Zwerchfell trennt Brusthöhle und Bauchhöhle (vgl. Abb. 11-16). Sein Haupteinsatz ist die Atmung, aber auch für die aufrechte Haltung spielt das Zwerchfell eine entscheidende Rolle. Das Zwerchfell hat ein kräftiges bindegewebsartiges Zentrum. In dieses «Centrum tendineum» strahlen die Zwerchfellmuskeln ein vom Brustbein, von den Knorpeln der siebten bis elften Rippe, von den Körpern der ersten drei Lendenwirbel, vom Querfortsatz des ersten Lendenwirbelkörpers und von einem Muskel der hinteren Bauchwand.

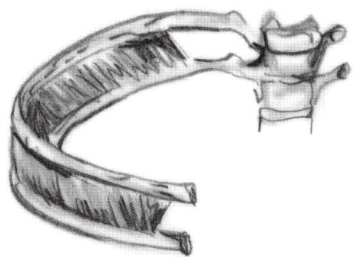

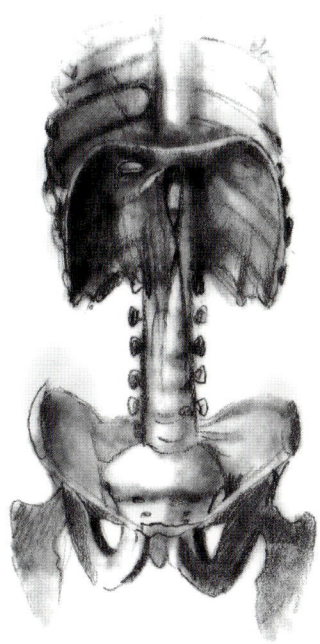

Abbildung 11-15: Die Zwischenrippenmuskulatur.

Abbildung 11-16: Das Zwerchfell. Es ist das halbe Zwerchfell, die hintere Hälfte von vorne gesehen. Sie sehen die schöne Kuppel, und wie es nach unten zur Lendenwirbelsäule reicht.

11.9 Schultermuskulatur

Die Freiheit der Arme ist ein Spezifikum des menschlichen Körpers. Der Arm kann in alle Richtungen bewegt werden. Der Schultergürtel ist gewissermaßen die Verbindung zwischen Rumpf und Armen und gleichzeitig ein Abstandhalter. Er erhöht die Armfreiheit, wenn er richtig gebraucht wird. Werden Armknochen und Schultergürtel ineinander verkeilt, sieht es mit der Beweglichkeit der Arme gleich viel schlechter aus. Für diesen sehr differenzierten Einsatz der Knochen steht ein großes Muskelteam zur Verfügung. Die Muskeln, die Schultern und Arme bewegen, reichen vom Kopf bis zum Becken. Auf der Abbildung des ganzen Muskelmenschen von vorne und hinten (vgl. Abb.11-1a und 11-1c, S. 100) sind die großen äußeren Muskeln zu sehen. Der Schultergürtel ist wie am Kopf aufgehängt. Die Verbindung ist so kräftig, dass ein Akrobat sein ganzes Körpergewicht mit den Zähnen tragen kann. Die Halsmuskulatur wurde in Kapitel 11.7 dargestellt. Sie gehört natürlich sehr wesentlich zu dieser «Aufhängung».

Das Schulterblatt hat eine eigene Muskelgruppe. Es hat kein Gelenk zur Wirbelsäule, es wird von Muskeln gehalten (vgl. Abb. 11-17). Es liegt hinten auf dem Brustkorb in der Höhe des zweiten bis achten Brustwirbels. Bei Bewegungen der Arme muss es gut stabilisiert werden, damit es nicht nach oben vorne rutscht. Eine andere Muskelgruppe verbindet das Schulterblatt mit dem Oberarmknochen (vgl. Abb. 11-18). Sie wird Rotatorenmanschette genannt, da sie bei der Drehung des Oberarms im Schultergelenk eine entscheidende Rolle spielt.

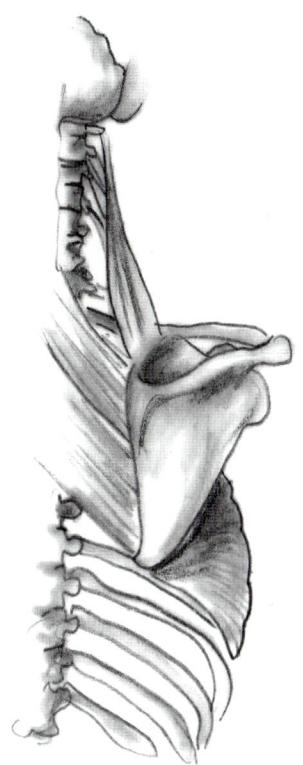

Abbildung 11-17: Muskeln, die das Schulterblatt am Rumpf halten.

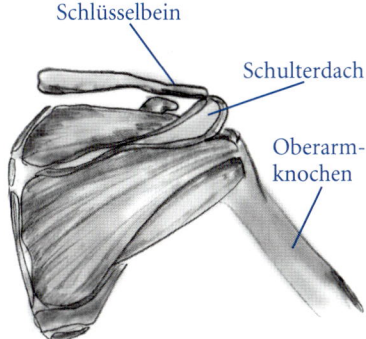

Abbildung 11-18: Rotatorenmanschette heißt die Muskelgruppe, die vom Schulterblatt zum Oberarm zieht.

11.10 Arme und Hände

Da im Gesamtmuskelbild (Abb. 11-1a und Abb. 11-1c, S. 100) die Armmuskeln nicht gut zu sehen sind, wird der Arm mit seinen äußeren Muskeln gesondert dargestellt (Abb. 11-19). Ähnlich wie am Bein sind es sehr
lange Muskeln, manche überspringen zwei große Gelenke. Der bekannte
Musculus biceps reicht vom Schultergürtel bis zu den Unterarmknochen.

Die Muskeln, die sich mit dem Ellbogen bewegen, reichen von Schulterblatt, Schlüsselbein, Oberarm, Unterarm, Handwurzel bis zu den Finger-
gliedern.

Die tiefen Muskeln des Unterarms dienen der Beweglichkeit von Handgelenk und Fingern. (vgl. Abb. 11-20 und Abb. 11-21).

Auf der Handfläche und auch am Handrücken kommen zahlreiche kleine Muskeln dazu. Die Hand ist zur Feinstarbeit in der Lage. (vgl. Abb. 11-22).

a)   b)

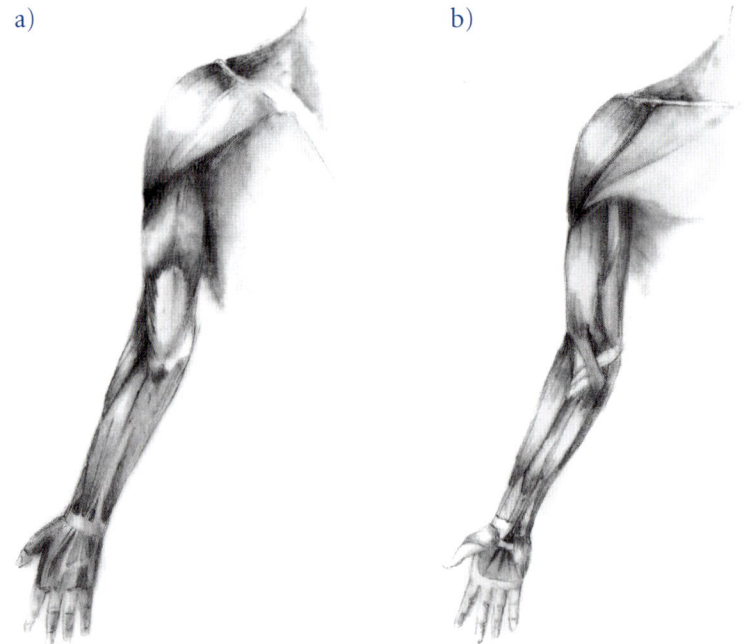

Abbildung 11-19: Armmuskulatur, äußere Schicht. a) Streckseite. b) Beugeseite.

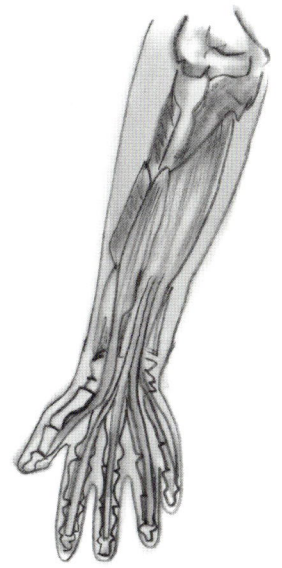

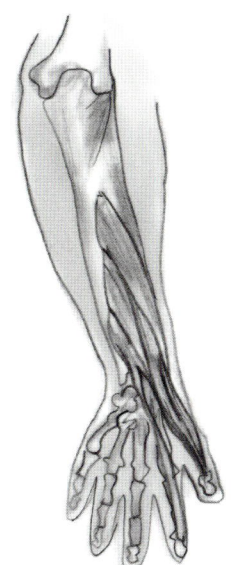

Abbildung 11-20: Knochennahe Muskeln der Beugeseite des Unterarmes.

Abbildung 11-21: Knochennahe Muskeln der Streckseite des Unterarmes.

a)

b)

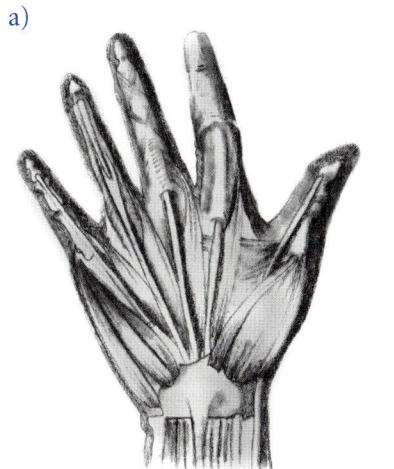

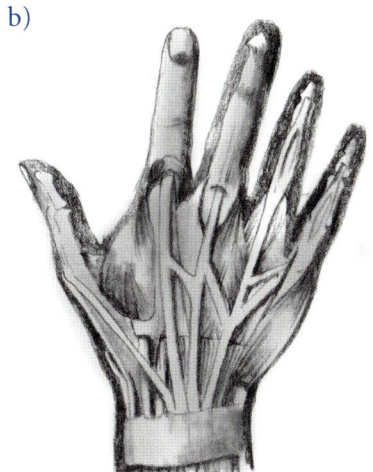

Abbildung 11-22: Handmuskulatur. a) Handfläche. b) Handrücken.

11.11 Kopf

Die mimische Muskulatur des Gesichtes wird auch schwimmende Muskulatur genannt, da sie nicht an Knochen ansetzt und keine Gelenke überbrückt. Sie ist es, die uns fröhlich, traurig, griesgrämig usw. aussehen lässt. Meist sind auch hier einige Stellen verspannt, andere ganz losgelassen. Damit hängen Gesichtsform, Faltenbildung, Lippenfülle und vieles mehr zusammen. B. Cantienis «New Faceforming» (2007) macht diese Muskulatur zum Thema. Die mimische Muskulatur ist nicht abgebildet.

Am Kopf befinden sich aber auch zwei wichtige Gelenke. Zwischen Ober- und Unterkiefer auf jeder Seite brauchen wir zum Essen und Sprechen Kraft und Beweglichkeit. Die Kiefergelenke, sind gut muskulär versorgt. (vgl. Abb. 11-23 und Abb. 11-24). Auch hier gibt es Außenmuskulatur und Tiefenmuskulatur.

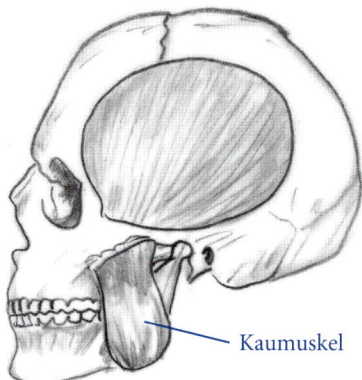

Kaumuskel

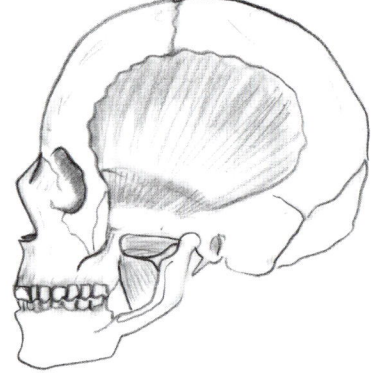

Abbildung 11-23: Großer Kaumuskel (M. masseter) und Schläfenmuskel.

Abbildung 11-24: Tiefe Kiefergelenkmuskulatur.

11.12 Vereinzelte Muskeln

Wenn die Muskulatur als Gesamtsystem benutzt wird, treten keine großen Muskelbäuche nach außen. Bodybuilding macht etwas anderes. Dort werden einzelne Muskeln auftraininert. Dann gibt es von außen gut sichtbare und tastbare Formen.

Eine wichtige andere Ursache, dass Muskeln herausfallen aus dem Gesamtströmen, ist unser Seelenleben. Es gibt typische «Stressmuskeln». Damit sind Muskeln gemeint, die sich bei Stress dauerhaft verkrampfen und damit manchmal nicht mehr aufhören können, auch wenn der Stress vorbei ist. Wie schon in Kapitel 8.1. erwähnt, gehören dazu der Trapezmuskel hinten im Bereich von Nacken, Schultern und oberen Rücken, der birnenförmige Muskel im Becken (M. piriformis – er wird manchmal zum inneren Beckenboden dazugerechnet) und der große Kaumuskel.

Teil 3: Grundprinzipien
der Cantienica-Methode

12. Knochenbewusstsein

In Kapitel 12 und 13 werden einige Prinzipien der Cantienica-Methode beschrieben. Je mehr die Prinzipien verwirklicht werden, umso besser wirken die Übungen der Methode. Sie können auch für sich in den Alltag übernommen werden. Auch diese Prinzipien werden von Benita Cantieni ständig verfeinert.

Es wurde schon betont, dass es für die achtsam geführte Bewegung hilft, die Knochen zu kennen.

Die eigenen Knochen zu kennen und zu wissen, wo sie sich im Körper befinden, verbessert ihren Gebrauch. Es schützt Sie vor Fehlbelastungen, wenn Sie zu den eigenen Knochen eine Gefühlsbeziehung haben. Die Knochen «sagen», was sie brauchen.

Eine Frau, mit der ich drei Wochen intensiv arbeitete, sagte, sie fühle, wie ihre Knochen luftig werden. Sie spüre auch ganz deutlich, dass die Knochen sich bewegen wollen, dass die Knochen die Bewegungsrichtung wissen, die Muskeln reagieren darauf.

Übung 8: Knochenbewusstsein

«Stellen Sie sich ihr Skelett vor. Nicht abstrakt – die Knochen an ihrem Ort in Ihrem Körper. Natürlich nicht gleich alle auf einmal. Fangen Sie da an, wo es Ihnen leicht fällt. Ordnen Sie Ihre Knochen so, dass es ihnen gut geht. Dass ihre Architektur zur Geltung kommt, berücksichtigt wird. Werden Sie sich bewusst an Ihrem Körper, wo sich die großen Gelenke befinden. Wie würden Sie sich hinsetzen, wie würden Sie sich bewegen? Wir haben Sinnesorgane für die Bewegung und wir haben Sinnesorgane für die Stellung der Knochen zueinander. Wir haben ein Organ für die Stimmigkeit von beiden. Vertrauen Sie sich und Ihrer Wahrnehmung. Lassen Sie Ihr Wahrnehmen wieder zum Maßstab für «stimmt», «stimmt nicht» werden. Es kann sein, dass Sie zunächst sehr unsicher sind. Sie brauchen einige Geduld und Vertrauen. Wenn ein Sinnesorgan, egal welches, lange nicht beachtet wurde, kann es erst einmal verwirren. Oder es kann auch wie betäubt sein durch zu «laute» andere Eindrücke. Aber mit der Zeit werden Sie immer sicherer werden, immer unabhängiger von Ratschlägen Anderer. Vielleicht müssen Sie richtig üben, vielleicht müssen Schmerzen zeitweise behandelt werden, vielleicht brauchen Sie Rat von Erfahrenen.

Versuchen Sie, Leichtigkeit in Ihre Knochen und Gelenke zu bringen. Sie leicht zu erleben.

Die Knochen «sprechen» miteinander. Sie sagen sich, wie sie es gerne hätten, wie einer dem anderen Orientierung geben will, Ausrichtung. Aber erst, wenn sie den nötigen Platz verschafft bekommen haben.

Embryologisch haben sich Knochen und Muskeln aus dem mittleren Keimblatt entwickelt. Die Knochen haben sich vereinzelt, sie «schaffen» sich einen Abstand untereinander.

Zum Gelenk hin verdickt sich fast immer der Knochen. Das kann mechanisch erklärt werden, wegen der vielen Muskeln, die hier ansetzen. Da die Muskeln Platz brauchen für ihre Ansatzpunkte, muss der Knochen an diesen Stellen besonders stark sein. Mir kommt dabei zusätzlich ein ganz anderer Gedanke. Der Vergleich zu einer Pflanze. Der Stiel wächst. Meist verjüngt er sich nach oben, wird dünner. Aber wenn etwas Neues kommt, eine Abzweigung, ein Blatt, besonders bei einer Knospe, verdickt sich davor der Stängel. Das reine Wachstum wird aufgehalten, ein anderes Prinzip greift gestaltend ein.

Beim Knochen kommt zum Gelenk hin auch etwas Neues. Der Knochen öffnet sich zur Bewegung. Er öffnet sich für eine andere Richtung. Er hat eine spiegelnde Gelenkfläche, mit der er sich dem Umkreis zuwendet.

12.1 Propriozeption

Das lateinische Wort proprio heißt selbst, eigen, ception bedeutet das Greifen oder im übertragenen Sinn das Wahrnehmen, also Eigenwahrnehmung, Innenwahrnehmung.

> Zahlreiche, in Muskeln, Sehnen, Gelenken, Bändern und anderen Teilen des Stützgewebes im gesamten Körper verstreute kinästhetische Sinneszellen informieren uns über aktive und passive Bewegungsreize [...] und die Stellung der Körperteile zueinander.» (Todd, 2009, S. 35)

Lage- und Bewegungssinn gehören nicht zu den großen bekannten fünf Sinnen. Aber ohne sie wären wir verloren und orientierungslos. Wir könnten uns ohne Hilfsmittel noch nicht einmal aufrecht halten. Wir haben in den Sehnen Sinnesorgane. Diese informieren uns über die Stellung unserer einzelnen Körperteile. Uns ist das so selbstverständlich, dass wir nicht darüber nachdenken. Woher wissen wir, ob die Handfläche vorne oder hinten ist, wenn wir die Hände auf den Rücken legen?

Propriozeption heißt dieser Sinn. Wie jeder Sinn kann er geschult werden und überlastet, betäubt werden. Oder einfach nicht beachtet.

Durch Dehnung der Gelenke und Knochen mit Hilfe der Tiefenmuskulatur wird diese Wahrnehmung, die Propriozeption immer feiner.

Ein feinfühlender Teilnehmer am Kurs sagte nach fünf Stunden: Es ist, als ob sich feine Silberfäden in den bis jetzt dumpfen Körpergebieten ausbreiten, und der Körper von innen heller wird.

Übung 9: Wahrnehmen in der Dehnung

Gutes Sitzen wie unter Übung 1 beschrieben. Mit dem Bewusstsein in den rechten Fuß wandern. Die Ferse nach hinten denken Richtung Stuhl, die Zehen nach vorne vom Körper weg. Wahrnehmen, was passiert – im Fuß, im Unterschenkel, im Oberschenkel? Im Kniegelenk? Im Beckenboden? Im Bauch?

12.2 Das aufgerichtete Becken

Das aufgerichtete Becken im Stehen, Sitzen, Gehen und sogar im Liegen zusammen mit einem aktivierten Musculus levator ani sind das Herzstück der Cantienica- Methode.

Das Prinzip ist einfach: Die Sitzhöcker richten sich im Stehen, Sitzen oder Liegen exakt nach unten. Im Stehen und Liegen zu den Fersen, im Sitzen zur Erde.

Hier ist die Grundlage für den aufrechten Gang und Stand. Erst das aufgerichtete Becken ermöglicht das schwerelose Übereinanderstehen von Becken, Brustkorb und Kopf. Viele Menschen kippen ihr Becken. Es ist so normal geworden, dass heute Menschen, die ihr Becken aufgerichtet halten, sogar manchmal gesagt wird, sie hätten ein Hohlkreuz. Es kann sein, dass sie sich dann umziehen lassen und sich einen Flachrücken antrainieren (vgl. Abb. 12-1).

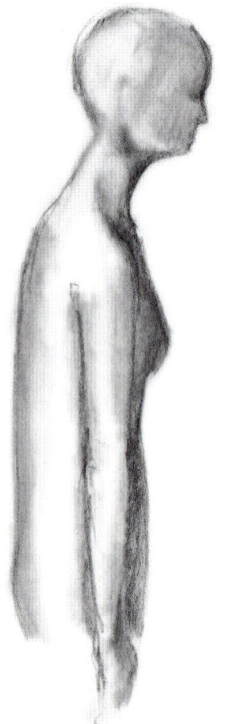

Abbildung 12-1: Flachrücken mit gekipptem Becken.

Chronische Rückenbeschwerden sind ihnen dann so gut wie sicher. Das aufrechte Becken macht erst die Aufspannung der Wirbelsäule möglich und alles, was davon abhängt.

Ist der Musculus levator ani aktiv, weitet sich das Becken nach oben zu den Seiten. Die Beckenhälften stehen dann V-förmig zueinander. Dadurch werden die Gelenke zwischen Kreuzbein und Beckenschaufeln frei. Sie können sich bewegen, jedes für sich. Das Kreisen der Beckenhälften beim Laufen hat Benita Cantieni den Massai abgeschaut. Es ist ein rückwärtiges Kreisen der Beckenschaufeln um das Kreuzbein.

Übung 10: Fliehkraftrotationen der Beckenhälften

Sie liegen gut ausgerichtet auf einer Matte (vgl. Abb. 12-2). Die Beine anwinkeln, die Fersen wie im Sitzen hüftweit, die Zehen minimal nach außen richten. Als Vorübung die Sitzknochen einzeln Richtung Ferse wachsen lassen. Nur die Knochen «verlängern», nicht drücken, nicht schieben. Dann auf einer Seite beginnen: Der Sitzknochen richtet sich nach hinten zur Matte, dann nach unten zur Ferse, Seitenwechsel, der andere Sitzknochen kreist nach hinten- dann nach unten. Von außen ist es kaum sichtbar. Vor allem weicht das Becken nicht zur Seite aus. Wenn die Bewegung immer flüssiger wird, entstehen von selbst kleine Rückwärtskreise.

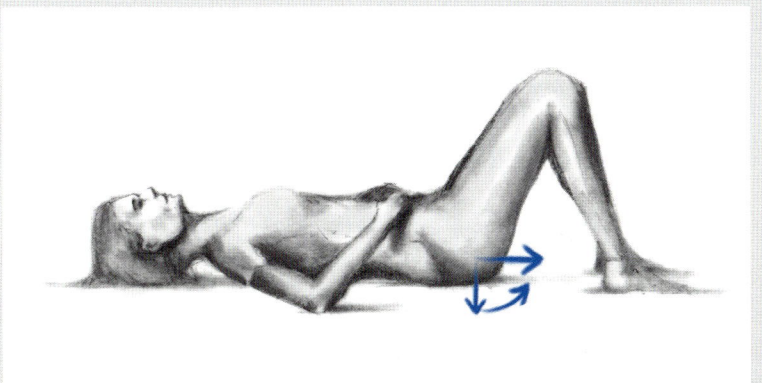

Abbildung 12-2: Übung der Fliehkraftrotationen in den Kreuzbeingelenken

12.3 Die gute Beinachse

Die großen Gelenke der unteren Gliedmaßen, Hüfte, Knie und Sprunggelenk stehen in aufrechter Haltung in einer senkrechten Linie. Sowohl
von vorne gesehen als auch von der Seite. Ist die Beinachse gerade (vgl. Abb.
12-3), werden die Gelenke physiologisch benutzt. Macht sie einen Bogen,
egal ob nach innen (X-Beine) oder nach außen (O-Beine), werden die Gelenke, Knie, Sprunggelenke, Fußgewölbe unphysiologisch benutzt. Auch
das asymmetrische Stehen auf immer dem gleichen Bein, das Sitzen mit
übergeschlagenen Beinen, bringt die Gelenkachsen aus ihrer Idealstellung.
Nur in der guten Stellung können die Knochen auf Dauer auseinandergehalten werden, die Gelenke frei bleiben.

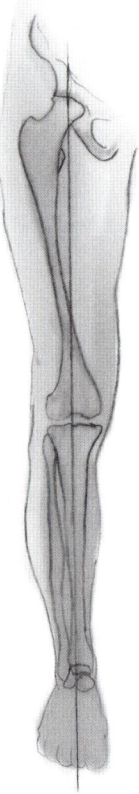

Abbildung 12-3: Gerade Beinachse.

12.4 Die Knochen des Fußes

In festen Schuhen bewegen wir nur einen Bruchteil der kleinen Gelenke des Fußes. Vor allem die Gelenke der Fußwurzel werden ganz vergessen. Wir hätten nur einen großen Knochen, wenn wir hier nichts bewegen sollten. Barfuß laufen geht nicht mehr oft. In der Wohnung hin und wieder auf Strümpfen zu laufen hilft etwas, die Knochen im Fuß mehr zu bewegen. Es tut gut, die Zehen hin und wieder zu beugen in den Grundgelenken Richtung Fußsohle. Mit festen Schuhsohlen können sie das nicht.

Die Fußknochen mit den Händen gegeneinander zu bewegen bringt Leben und Bewusstsein in diesen vergessenen Körperbereich.

Wie sehr die Gelenke miteinander kommunizieren, wird an der Fußstellung deutlich. Fußstellung und Stellung der Beckenknochen zueinander haben einen direkten Zusammenhang. Stehen die Füße V-förmig, d. h. die Fersen sind etwas näher beieinander als die Zehen (vgl. Abb. 12-4), steht auch das Becken V-förmig, unten schmal, oben weit. Mit H oder A-förmig stehenden Füßen ist es für ungeübte Menschen schwer oder unmöglich, den Musculus levator ani zu aktivieren.

Die Fersen stehen dabei vollflächig auf der Erde, ebenso die Großzehengrundgelenke und die Außenseiten der Füße. Dann können die Fußknochen sich zu dem Fußgewölbe, dem Längsgewölbe und dem Quergewölbe leicht machen. Die Gewölbe können sich anheben.

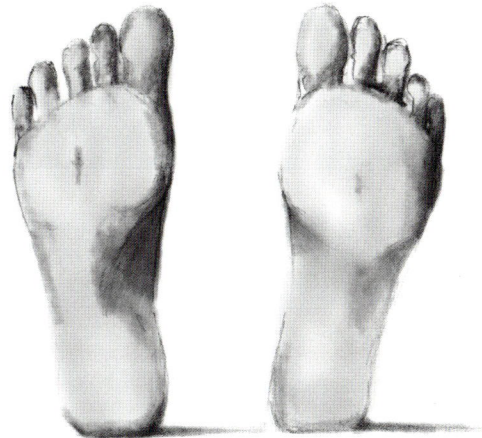

Abbildung 12-4: Fuß-V.

Übung 11: Fußgewölbe aktivieren

Es ist eine Wiederholung der Übung 10. Nur der Fokus ist anders. Übung 10 richtet sich an die Wahrnehmung. Jetzt geht es um die Stärkung der Fußmuskulatur. Sie können im Sitzen leicht die Gewölbe des Fußes kräftigen, wenn Sie ganz einfach die Ferse nach hinten ziehen und die entspannten Zehen nach vorne.

12.5 Die aufgespannte Wirbelsäule

Je mehr der Körper in der Längsachse gedehnt wird, umso gerader wird die Wirbelsäule. Die aufgespannte Wirbelsäule ist eine der Grundelemente der Cantienica-Methode.

Die tiefsten Punkte des Beckens richten sich nach unten, der Kronenpunkt am Kopf strebt nach oben, dann richten sich die Wirbelkörper übereinander aus. Die elastischen Bandscheiben und die elastisch stabile Aufhängung von Kreuzbein und Becken werden nicht gedrückt. In der Dehnung erübrigt sich die Abfederung. Dehnung kann von sich aus federn.

Die Aufspannung der Wirbelsäule geht vom Steißbein bis zum Kronenpunkt. Alle Wirbel werden auseinandergehalten, alle Zwischenwirbelscheiben haben Platz und behalten ihre Form. Diese Aufspannung wird auch beibehalten, wenn sich der Körper nach vorne neigt.

Übung 12: Vorneigen und Bücken

Das Becken mit dem Oberkörper aus den Hüftgelenken nach vorne klappen um die Oberschenkelköpfe, der Rücken bleibt in sich gerade. Das Becken dreht gewissermaßen um die Oberschenkelköpfe, der Rücken in sich verändert sich nicht. Er bleibt gerade, stabil, leicht und lang. Probieren Sie es erst einmal im Sitzen. Wenn das gut geht, aus dem Stand. (vgl. Abb. 12-5).

Achten Sie dabei besonders auch auf die Stellung der Knie. Die Kniegelenke beugen sich, bleiben aber über den Fersen. Das ist für

uns ungewohnt. In der Abbildung wird ein Gegenstand hochgeho-
ben, um zu zeigen, dass diese Haltung auch bei Alltagsarbeiten vor-
teilhaft ist. Zum Üben stellen Sie sich am besten seitlich vor einen
Spiegel. Dann sehen Sie, wo die Knie sind und ob der Rücken gerade
ist. Einfach bücken, mit geradem Rücken vorbeugen, die Knie über
den Fersen lassen. Wieder aufrichten und ein paar Mal wiederholen.
Wenn es zur neuen Gewohnheit wird, können auch schwere Gegenstände angehoben werden, ohne dem unteren Rücken oder den
Knien zu schaden.

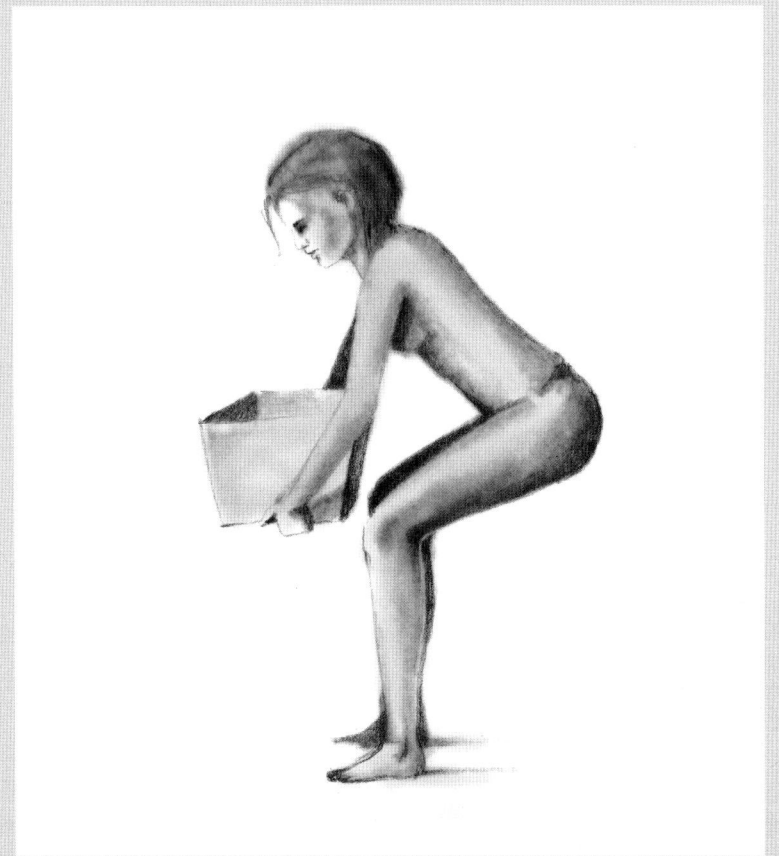

Abbildung 12-5: Bücken mit Schonung der Bandscheiben und der Kniegelenke

12.6 Der leichte Brustkorb

Ideal ist der Abstand des Brustkorbes vom Becken so groß wie möglich. Eine Hand quer sollte etwa zwischen Beckenkamm und Rippen passen (**vgl. Abb. 12-6**).

In der Vorstellung den Brustkorb vom Becken hinweg heben. Auf keinen Fall mit den Schultern hochziehen. Das geht sowieso nicht. Wer die Schultern hochzieht, drückt das Brustbein nach unten innen.

Wenn wir etwas ganz persönlich bekräftigen, etwas versprechen, sehr betroffen sind o. ä., legen wir die Hand auf das Brustbein. Da erleben wir unsere leibliche Identität.

Die aufrechte Haltung im Brustbein trägt sehr zur Ausstrahlung eines Menschen bei. Wer hier stark und offen der Welt und den Mitmenschen begegnen kann, wirkt authentisch, frei, gesund und selbstbewusst.

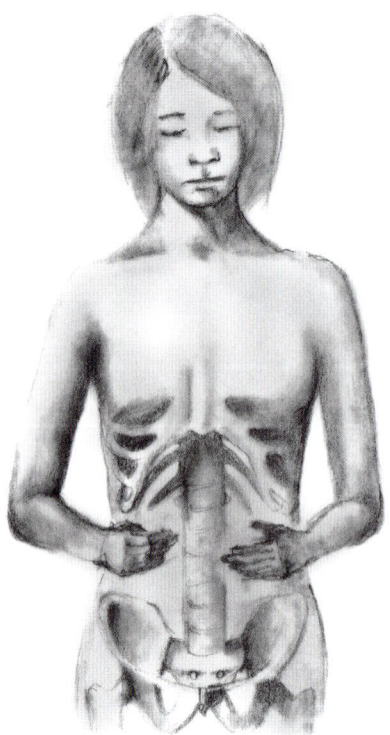

Abbildung 12-6: Zwischen die Knochen des Beckens und des Brustkorbes passt eine Hand.

12.7 Der frei getragene Kopf

Sind Becken und Brustkorb aufrecht, kann der Kopf seinen Platz finden. Das Kinn steht im rechten Winkel zum Hals, die autochthone Nackenmuskulatur ist aktiv und sorgt für das Auseinanderhalten der Halswirbel. Die Kiefergelenke sind entspannt tonisiert, bereit, beim Sprechen oder Essen große kräftige Bewegungen auszuführen.

Ich frage öfter in den Gruppenstunden: Was wiegt ihr Kopf? Die Antworten schwankten von 500 Gramm bis 12 kg. Tatsächlich wiegt der Kopf zwischen 5 und 6,5 kg. Trotzdem finde ich die Antworten auf die Frage oft richtig.

Subjektiv wiegt der über dem Atlas schwebende Kopf so gut wie nichts. Weicht er von der Achse ab, wird er zunehmend schwerer. Die Muskeln brauchen dann immer mehr Kraft, ihn zu halten. Nackenverspannungen und Bandscheibenvorfälle sind die Folgen.

Der oberste Halswirbel heißt Atlas. In der griechischen Mythologie ist der Atlas der, der den Himmel trägt. Sind Kopf und Atlas ausbalanciert, stellen sich auch die anderen Halswirbel in die richtige Position. Dann können die Muskeln frei arbeiten, können Bewegungen zulassen, anstatt dauerbeansprucht zu werden, weil sie den Kopf halten müssen. Die ganze Wirbelsäule kann die aufrechte Haltung so leichter ausbalancieren.

Zwischen dem 1. und 2. Halswirbel, zwischen Atlas und Axis sind Gelenkflächen, die nicht ineinandergreifen. Hier balanciert der Kopf in ständiger Mikrobewegung und sucht seine Lage selber. (Betonen möchte ich hier die räumliche Nähe zum Gleichgewichtsorgan im Innenohr).

Es ist wichtig, dass hier die Nackenmuskeln nicht verkrampft sind. Verkrampfte Muskeln fixieren den Kopf, der eigentlich schwebend balancieren möchte.

12.8 Der sich selbst stabilisierende Schultergürtel

Die Beweglichkeit der Arme hängt sehr wesentlich ab von der Stellung des Schultergürtels.

Der Schultergürtel ist eine gekonnte Konstruktion, um eine große Bewegungsfreiheit für die Arme zu ermöglichen. Voraussetzung ist der leichte aufrechte Brustkorb. Im gut platzierten Schultergürtel können sich die

Oberarmkugeln ungehindert in ihrer Gelenkpfanne in alle Richtungen bewegen.

Die Schlüsselbeine gehen waagerecht vom Brustbein aus. Die Schulterblätter liegen den Rippen auf, stehen nicht ab, die Oberarmkugeln liegen mittig zentriert in ihren Pfannen und haben zum Schulterdach, dem Akromion des Schulterblattes, einigen Abstand.

Die Gelenke zwischen Brustbein und Schlüsselbeinen sind die einzigen gelenkigen und damit knöchernen Verbindungen zwischen Schultergürtel und Brustkorb. Auf dem Rücken werden die Schulterblätter von Muskeln gehalten, nicht von Gelenken.

Zum Rabenschnabel (vgl. Abb. 12-7) des Schulterblattes habe ich eine besondere Beziehung. Das hat mich veranlasst zu folgendem Text.

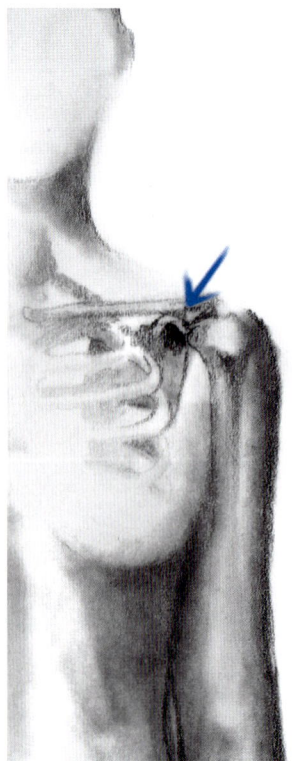

Abbildung 12-7: Rabenschnabel.

Übung 13: Wenn der Rabe weise krächzt (Abb. 12-8)

Der Rabe sitzt der Hexe auf der Schulter. Ein schönes Kinderbild, das hoffentlich nicht so bald ausstirbt. «Die kleine Hexe» (von Ottfried Preußler) mit dem Raben Abraxas auf der Schulter. Er ist ein weiser Rabe, der die kleine Hexe berät, ihr ehrlich die Meinung sagt, ihr Schicksal teilt, sie nie im Stich lassen würde. Kinder lieben ihn. Erwachsene auch. Ein phantastisches Phantasiebild.

Aber es stimmt auch. Jeder von uns hat auf jeder Schulter einen Raben sitzen. Unsichtbar, verborgen.

Vom Schulterblatt biegt sich nach vorne der Rabenschnabel. Er heißt so. Wegen seiner Form? Könnte sein. Oder: Da sitzt unser Rabe, ein wirklich guter Freund, und wartet geduldig, bis wir ihm zuhören.

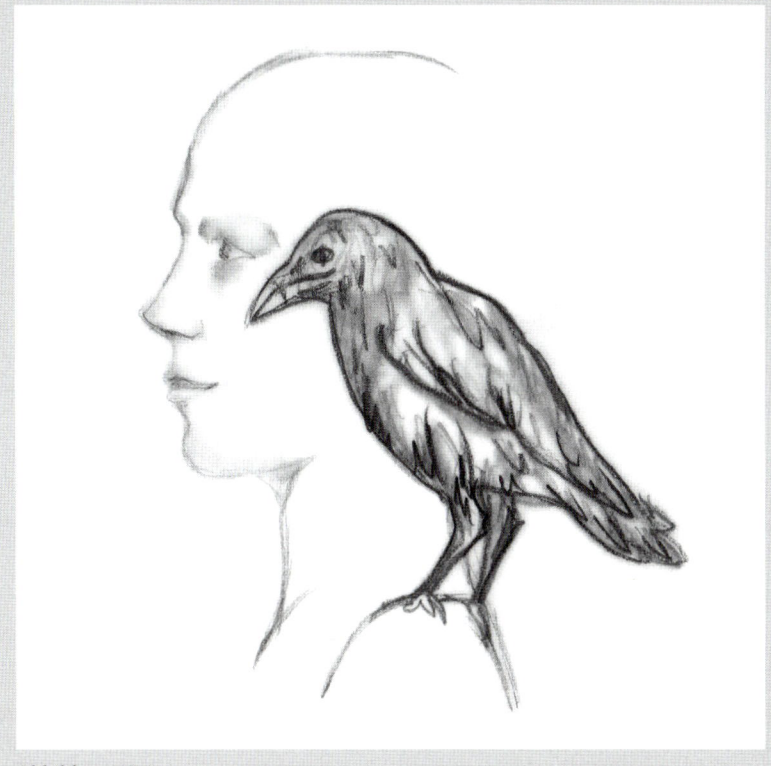

Abbildung 12-8

Phantasieren Sie einfach mal und beobachten Ihre Haltung: Ihr Rabe ist unsichtbar. Er steckt seinen Schnabel tief unter Ihre Schulterhöhe, unter das Schlüsselbein. Zurückhaltend erträgt er es, wenn Sie ihn zudecken mit nach vorne oben gezogenen Schultern. Dann hat er nicht einmal Platz, seinen Schnabel aufzumachen. Er schweigt. Wenn Sie ihm Platz machen, soviel dass der Schnabel aufgehen kann, kann er sprechen. Dann spricht er mit Ihnen über Dinge, die nur Sie etwas angehen. Er ist weise. Er kommt aus dem Raum hinter Ihnen, wo Sie nie hinschauen können. Deswegen weiß er Dinge, die Sie nicht wissen, die aber wichtig für Sie sind. Vielleicht sollten Sie ihm zuhören? Tasten Sie nach seinem Schnabel: Fahren Sie mit den Fingern der rechten Hand über ihr linkes Schlüsselbein von innen nach außen. Kurz vor der «Schulterhöhe» kommt ein kleiner Spalt, hier ist das Gelenk zwischen Schlüsselbein und Schulterblatt. Von hier aus rutschen Sie mit den Fingern ein klein wenig nach unten und ein klein wenig wieder zurück Richtung Brustbein. Da spüren sie einen Knochenhubbel. Das ist der Rabenschnabel. Er tut ein bisschen weh, wenn Sie darauf drücken. Jetzt stellen Sie sich vor, wie dieser Schnabel sich öffnet. Machen Sie ihm den Platz, den er braucht, um sich zu öffnen.

Was passiert? Die Schlüsselbeine heben sich, die Schulterblätter rutschen etwas nach unten, liegen den hinteren Rippen gut auf. Die oberen Rippen heben sich, der ganze Brustkorb hebt sich, wird offen frei und stark. Da wo wir einen Menschen oder die ganze Welt an unser Herz drücken können, ist jetzt Platz. Leichtigkeit, Offenheit, Mut.

Zwei Norweger in einer Gruppe erzählten mir von Odin, der zwei Raben auf den Schultern sitzen hat. Odin ist überaus weise. Sein Wissen verdankt er zwei Raben, Hugin und Murin, die auf seinen Schultern sitzen und ihm alles erzählen, was auf der Welt geschieht, weshalb er auch der Rabengott heißt.

12.9 Gelöste Arme und Hände

Von den Schultern abgesehen sind Arme und Hände nicht häufig von Gelenkabnutzung betroffen. Hier sind es andere Erkrankungen, Gelenkverformung durch Entzündung oder durch Nervenschädigung, denen gut vorgebeugt werden kann.

Im Stehen hängen die Arme neutral neben dem Körper. Die Handinnenfläche zeigt zum Körper. Die Hände mit den Fingern sind gewölbt.

12.10 Der Körper im eigenen Lot

Die Zusammenfassung aller Details der vorherigen Kapitel ergibt den Körper im eigenen Lot.

Der Körper, der im eigenen Lot steht, fühlt sich von innen schwerelos an. Um im Stehen das eigene Lot zu finden, hilft am Anfang ein Spiegel. Zuerst seitlich vor einen Spiegel stellen: Die Füße stehen V-förmig, die Knie schweben über den Fersen. Die Sitzhöcker nach unten verlängert würden dicht hinter den Fersen stehen. Das Gewicht ganz über die Fersen bringen. Da denkt am Anfang fast jeder, er falle nach hinten um. Die Wirbelsäule ist gedehnt, der Brustkorb, von unsichtbaren Händen getragen, hat einen etwa handbreiten Abstand vom Becken. Vorderfront und Hinterfront des Körpers sind gleich lang!

> Der Mensch ist vorne genauso lang wie hinten.
> (Cantieni u.a.: Tigerfeeling für den Beckenboden, 2012, S. 89)

Von vorne gesehen stehen auch Fersen, Knie und Hüftgelenke übereinander. Der Schultergürtel liegt waagerecht auf dem Brustkorb. Rechts/links-Symmetrie in der Haltung ist selbstverständlich.

13. Muskelvernetzung

In der Cantienica-Methode werden nicht einzelne Muskeln oder Gelenke «beübt». Muskelvernetzung, die Fortpflanzung einer Dehnung oder Bewegung über eine Strecke verschiedener Muskeln, steht im Mittelpunkt. Die gesamte Muskulatur als Team zu benutzen, als ein zusammenhängendes System. So wie ein Fluss, der nicht an einer Stelle fließen kann. Strömung betrifft immer den ganzen Fluss. Geführte Bewegung betrifft den ganzen Körper. Sind die Knochen gut «sortiert», ist es viel leichter, bzw. überhaupt erst möglich, diese Muskelvernetzung zu aktivieren und zu spüren. Auch deswegen geht es um die gute Ausrichtung der Knochen, um die mögliche Optimalstellung der Gelenke.

Um Muskelvernetzung zu aktivieren, werden, vor allem am Anfang, Atemwege benutzt. Atemleitung ist Bewusstseinsleitung. Über das Bewusstsein gilt es, die Strukturen zu erreichen, anzuregen und zu verbinden. Diese Atemwege in der Methode sind nie willkürlich. Sie gehen entlang vorhandener Strukturen, die dadurch zu einer besseren Zusammenarbeit angeregt werden. Eine Muskelgruppe wird zum Team, das unter dieser bestimmten Idee zusammenarbeitet.

Die aktivierte Vernetzung ist nie starr. Die Muskeln halten nicht fest in ihrer Tätigkeit. Mal mehr, mal weniger, mal mehr da, mal mehr dort – es ist ein lebendiges Schwingen, ein wellenförmiges Fließen.

Auch für die Stabilität brauchen wir diese Muskelvernetzung. Sich in der Dehnung zu stabilisieren ist ein ganz anderes Bewegungsprinzip als in der Kontraktion. Die Knochen auseinanderzuhalten, die Gelenke zu öffnen, dort zu stabilisieren, wo nicht bewegt wird, dazu brauchen wir eine sinnvolle Muskelvernetzung.

Wie weiter oben schon gesagt: «Die miteinander vernetzten Muskeln befreien die Knochen, damit diese sich schwerelos bewegen können.»

Pulsierende Aktivität in der vernetzten Muskulatur, Leichtigkeit in der Aufrichtung, Stabilität in der Bewegung.

Die Knochen sind das Flussbett. Das Flussbett bestimmt das Fließen, das Fließen formt das Flussbett. Je mehr sich die Muskeln vernetzen, umso ökonomischer für das Gesamtsystem wird die einzelne Bewegung.

> **Übung 14: In die Aufrichtung hinein atmen**
>
> Wieder gut sitzen. Um einen Atemweg zu erleben und die Wirkung auf die feine Muskulatur, am Beckenboden einatmen, den Atemstrom durch die Wirbelsäule hochziehen und am Kronenpunkt ausatmen. Obwohl der Fluss sich von unten nach oben bewegt, erleben Sie, dass das Becken und der Kopf sich auseinander dehnen, dass der gesamte Rumpf in die Länge fließt.

13.1 Die Tiefenmuskulatur

Die Tiefenmuskulatur wurde in Kapitel 8.1 schon thematisiert. Die Tiefenmuskulatur ist nicht so scharf begrenzt, die Muskeln gehen wie ineinander über. Sie umspielen knochennah die Gelenke, sie nabeln die Knochen an den Umkreis an, aus der die Bewegung kommt. Die Bewegung wird dadurch fließend.

Sie wird heute oft vernachlässigt. Kindern ist sie noch geschenkt. Sie haben deswegen auch ein ganz anderes Bewegungsmuster als die meisten Erwachsenen unserer Kultur. Kleine Kinder bewegen sich viel mehr mit Hilfe der Tiefenmuskulatur. Sie haben nicht so viel Muskelkraft wie ein Erwachsener. Da sie sich viel ökonomischer bewegen, sind sie den Erwachsenen an Geschwindigkeit, Geschicklichkeit und Leichtigkeit überlegen. Christian Larssen, der Begründer der Spiraldynamik, war so fasziniert von den Bewegungsabläufen kleiner Kinder, dass er seine Karriere als Kinderarzt aufgab und sein berufliches Leben ganz dem Thema Bewegung widmete.

Mich selber hat als Geburtshelferin immer sehr der Umgang mit Neugeborenen interessiert. Vor mehr als 20 Jahren begegnete ich Birgit Krohmer, einer Schülerin von Emmi Pickler. Emmi Pickler war Kinderärztin in Budapest. Sie hat erforscht, warum Kinder, deren Bewegungsentwicklung nicht durch sogenannte Erziehungs- oder Förderungsmaßnahmen manipuliert wird, viel weniger Unfälle haben als andere Kinder. Sie legte vor allem Wert darauf, die Bewegungsentwicklung der Kleinkinder nicht zu stören, nicht zu beschleunigen (Pickler, 2001). Wenn bei einem gesunden Kind mit Geduld auf dessen eigene Bewegungsimpulse gewartet wird, baut es die Kraft der Tiefenmuskulatur auf, bevor es sich aufrichtet. Es sitzt dann gleich gerade. Wenn die Erwachsenen der Umgebung dem Kind beim aufrichten «helfen», entwickelt es weniger Sicherheit, weniger Ökonomie und bekommt wahrscheinlich als Erwachsener Rückenbeschwerden.

Die autochthone Rückenmuskulatur hält die Wirbel auseinander und bewegt die kleinen Gelenke zwischen den Wirbeln «gelenkgerecht». Wir nehmen sie hier als Beispiel für die Tiefenmuskulatur. Kindern sollte Zeit gelassen werden, diese Muskulatur zu entwickeln, bevor sie zu großen Bewegungen angeregt werden. Heute ist sie bei uns im Erwachsenenalter entweder inaktiv oder wird bewusst ergriffen. Von alleine geht sie uns geradezu verloren.

Der Rückenschmerz ist eine sehr häufige Ursache für Krankschreibungen in Deutschland. Sicher ein Grund, darüber nachzudenken, wie es weitergehen soll mit der Krankheitsvorsorge.

Die autochthone Muskulatur bewusst zu aktivieren ist eigentlich gar nicht schwer. Alle Übungshinweise in diesem Buch zielen darauf ab. Und wenn Sie die kleinen hier beschriebenen Übungen machen, merken Sie schnell, wie gut sie tun und wie leicht sie sind. Viele Menschen, die anfangen, so zu üben, haben sogar Sorge, ob dieses Kleine, Feine überhaupt etwas bringen kann. Die bewusst aktivierte Tiefenmuskulatur wird mit einiger Übung wieder selbstaktiv, aber nicht unwillkürlich. In der Cantienica-Methode wird nicht nur so «klein» trainiert, wie die Übungshinweise dieses Buches es beschreiben. Es gibt kräftige Trainingsstunden und herausfordernde Übungen. Aber immer wird großer Wert darauf gelegt, jede Bewegung gedehnt auszuführen: gedehnt mit aktiver Tiefenmuskulatur.

13.2 Der Beckenboden

Dem aktiven Beckenboden sei ein eigener Abschnitt gewidmet. Er ist so essentiell für die aufrechte Haltung und wird immer noch zu wenig beachtet.

Heute in der westlichen Zivilisation haben auch junge Menschen, auch Männer, häufig keinen Tonus im Beckenboden. Sicher ist auch das mit eine Ursache für die seuchenartig aufgetretenen Rückenschmerzen. In unserer Kultur verliert der Musculus levator ani den Tonus oft schon in den zwanziger Jahren. Wird er bewusst aktiviert, erfüllt er schnell und gerne wieder seine wichtigen Aufgaben. Übung macht ihn zum selbstaktiven Erleichterer, der sich der jeweiligen Lebenssituation anpasst. Ohne Übung «resigniert» er.

Neben seiner lokalen Bedeutung im Becken kann er eine Kraftquelle für die Tiefenmuskulatur des ganzen Körpers sein. Ist er aktiviert, vernetzt er sich beim aufgespannten Skelett mit Rücken-, Bauch-, Beinmuskulatur und darüber mit dem ganzen Muskelsystem.

Die mittlere und die äußere Schicht des Beckenbodens erfüllen ihre lokalen Aufgaben. Für die Aufrichtung und die Leichtigkeit brauchen wir vor allem die innerste Schicht.

Dieser Boden ist wie ein wunderbares elastisches Netzwerk mit Fasern in verschiedenen Richtungen. Ist er aktiv und einigermaßen kräftig, gibt er den nötigen Halt für die verschiedensten körperlichen Betätigungen. Wenn wir schwer tragen, erhöht er seinen Tonus, ebenso beim Husten, Lachen usw. Aber er kann auch vollkommen loslassen, zum Beispiel beim Gebären.

Der Name Levator passt gut und reduziert ihn nicht auf eine lokale Aufgabe. Levator heißt der Anheber, der Erleichterer. Er erleichtert einiges, auch im übertragenen Sinn. Vielleicht bekommt er demnächst einen Ehrennamen.

Einmal nannte ich ihn: das Herz der Tiefenmuskulatur. Oder als würden Strahlen von ihm ausgehend jeden anderen Muskel des Körpers erreichen können.

Übung 15: Der aktive Beckenboden erleichtert jede Bewegung

Um zu erleben, wie der Beckenboden jede Bewegung des Körpers mittragen könnte, versuchen Sie einmal Folgendes: In aufgespannter Haltung sitzen, den Beckenboden aktivieren (Sitzknochen nach unten richten, verlängern und dann leicht zusammen ziehen). Eine Weile einfach so bleiben, die Aktivität im Beckenboden wahrnehmen und ganz fein damit pulsieren. Dann mit den Augen rollen. Ein paarmal links herum, ein paarmal rechts herum. Bleiben Sie aufmerksam im Bereich des Beckenbodens, so ist ein Echo dieses Augenrollens im Beckenboden wahrnehmbar. Wenn Sie es nicht spüren, macht es nichts. Es wird kommen. Im Moment liegt es entweder an der noch fehlenden Aufspannung oder an der Wahrnehmungsfähigkeit des propriozeptiven Sinnes. Beides entwickelt sich sicher, wenn Sie weitermachen.

13.3 Vernetzte Beinmuskulatur

Vorausgesetzt das Becken steht gerade, der Levator ist aktiv, die Füße gedehnt, tonisieren die Muskeln der Oberschenkel aus den Leisten leicht nach außen, die der Unterschenkel über den Knöcheln leicht nach innen.

Die großen Gelenke: Fersen, Knie, Hüften stehen übereinander. Die Zehen zeigen minimal zur Seite. Allein durch die Ausrichtung der Knochen und die Aktivierung des Beckenbodens geht in der Tiefe knochennah eine Tonuswelle von den Füßen über Unterschenkel, Oberschenkel, Musculus levator ani und kann sich in Bauch und Rücken ausbreiten. Fersen und Sitzknochen sind wie mit einem Direktkabel verbunden.

13.4 Die Diagonalvernetzung

Wenn Sie schon mal ein Bücherregal (z.B. von IKEA) aufgebaut haben, wissen Sie, wie wichtig das Kreuz an der Rückseite ist. Die beiden parallelen Seitenwände und einige Querbretter sind zusammengebaut – also eigentlich das Wesentliche, und trotzdem ist es eine sehr wackelige Angelegenheit. Sobald das Metallkreuz hinten festgezogen ist, steht das Regal stabil.

Wir haben auch solche «Kreuze» in unserer Muskelvernetzung. Das ist gemeint mit Diagonalvernetzung. Vom rechten Sitzknochen zur linken Schulter geht eine Strebe, entsprechend spiegelbildlich die andere (vgl. Abb. 13-1). Gott sei Dank sind diese «Kreuze» nicht fixiert. Situationsabhängig eingesetzt, ermöglichen sie Stabilität und Bewegungssicherheit.

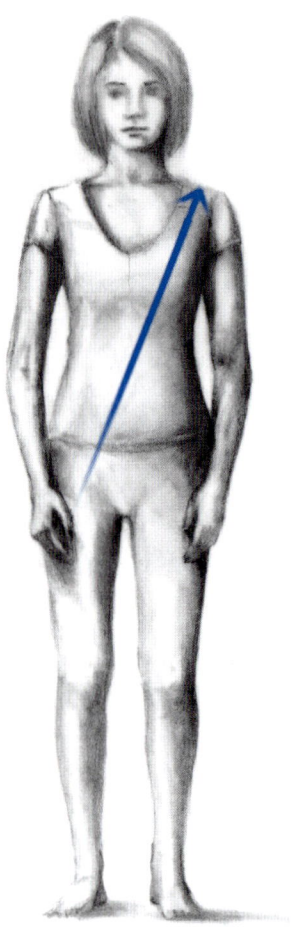 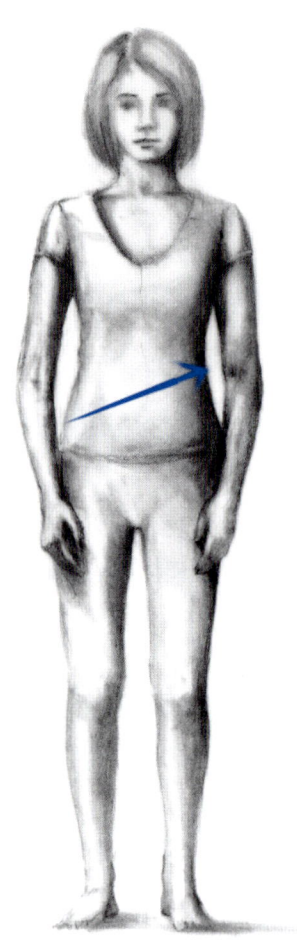

Abbildung 13-1: Diagonalvernetzung von den Sitzhöckern bis zu den Schultern.

Abbildung 13-2: Kleine Diagonale vom Beckenkamm zum Rippenbogen.

Aktiv dehnen heißt in dem Fall zum Beispiel: Am rechten Sitzknochen einatmen, an der linken Schulter ausatmen. Eine Welle von Kraft breitet sich dann in dieser Richtung aus, die wirklich die Körperstrukturen auseinanderzieht. Wie ein Leinenbettuch aus alten Zeiten, wo diagonal an den Zipfeln gezogen wird, um es zu glätten, so wird es «glatter», ordentlicher im Körper. Erst die eine Diagonale aktivieren, dann diese loslassen um die andere zu aktivieren, dehnt, stabilisiert, ordnet. Die vielen «Knitterfalten» tief im Körper, die unser Alltagsleben verursacht, verschwinden allmählich.

Es gibt auch kleinere Diagonalen. Von den Sitzknochen zu den gegenüberliegenden Beckenschaufeln, oder von den Beckenkämmen zu den Rippenbögen (**vgl. Abb. 13-2**).

Sind jeweils beide Diagonalwege spiegelbildlich vernetzt, so ist das eine Stütze in der Ruhehaltung. Die senkrecht übereinander stehenden Strukturen tragen sich gegenseitig.

Abwechselnd erst die eine Diagonalvernetzung aktivieren, dann die andere schenkt uns Beweglichkeit und Sicherheit. Der wirkliche freie Kreuzgang spielt schwingend bei jedem Schritt mit der sich spiegelbildlich abwechselnden Diagonalvernetzung.

13.5 *Der schwebende Brustkorb*

Der Abstand zwischen Beckenkämmen und unteren Rippen verändert sich im Laufe des Lebens sehr.

Ein Neugeborenes hat da viel Platz. Das Becken ist winzig klein, der Brustkorb weit davon entfernt. Dazwischen ein weiter, wunderbar tonisierter Raum. Dieser Raum wird zur Taille.

Hier ist es, wo oft schon in der Jugend die Aufrichtung nicht mehr hält. Der Brustkorb sinkt nach vorne, zieht schwer an der Wirbelsäule. Beim Ausatmen knickt die Taille jedes Mal ein. Der Abstand zwischen Becken und Brustkorb wird kleiner. Alte Menschen haben hier manchmal gar keinen freien Raum mehr. Der Brustkorb sitzt auf dem Becken.

Die Gefahren der aufrechten Haltung wären weitgehend beseitigt, wenn dieser Raum [zwischen Schambein und Brustbein] mit Knochen überbrückt wäre, aber die Beweglichkeit wäre dann stark eingeschränkt. (Todd, 2009, S. 74)

Hinten am Rücken sind zwischen Becken und Brustkorb die Lendenwirbel; vorne und an den Seiten die Muskeln der Bauchdecke. Damit der Abstand nicht schrumpft, müssen die Muskeln der Bauchdecke die Knochen auseinanderhalten. Die Aufrichtung kann nicht nur von hinten kommen. Auch die Vorderfront braucht einen Tonus, Kraft und Aufspannung.

Die im letzten Abschnitt beschriebene Diagonalvernetzung ist eine große Hilfe für diesen erforderlichen Tonus: die Muskeln der Bauchdecke diagonal aktivieren vom Beckenkamm zum Rippenbogen. Einatmen am linken Beckenkamm, ausatmen am rechten Rippenbogen, mit Seitenwechsel. Das wirkt gezielt auf diesen oft so schwachen Bereich. Natürlich spielen auch Beckenstellung und Schulterhaltung eine große Rolle. Eines bedingt das Andere.

Mir kommt dabei das Bild: dieser Bereich ist wie unser größtes Gelenk. Gliederpuppen, an denen Maler sich orientieren, um die menschliche Haltung darzustellen, haben hier ein Kugel-Gelenk eingebaut, und können damit sehr «menschlich» bewegt werden.

Ein Gelenk braucht heute bewusste Dehnung, auch das «Taillengelenk». Die bewusste Dehnung des Bauches entlastet die Lendenwirbel mit den Bandscheiben. Zusätzlich profitieren die Bauchorgane enorm, wenn sie Platz haben und nicht ständig nach unten gedrückt werden.

13.6 Der gerade Rücken

Die Knochen alleine halten nichts, die Muskeln alleine auch nichts. Zusammen sind sie ideal für Bewegung und Stabilität. Aber nur, wenn sie gut genutzt sind. Immer braucht es dazu auch den wachen «Knochen- und Muskelbenutzer», beziehungsweise den «Knochen- und Muskelbesitzer». Wach, einfühlsam in die eigene Anatomie, verantwortungsbewusst sich selbst gegenüber.

Wenn die autochthonen Rückenmuskeln aktiv sind, ist die Wirbelsäule lang, mit der Zeit immer gerader, elastisch stabil, in jedem Abschnitt so beweglich, wie die Gelenke es gerne haben. Die Wirbel sind auseinandergehalten, die zwischen den Wirbeln austretenden Nerven werden nicht gedrückt.

200 kleinste gut miteinander verwobene Muskeln durchziehen und umkleiden die Wirbelkörper. Die nach unten ausgerichteten Sitzknochen, ein

aktivierter Levator und der bewusst nach oben orientierte Kopf wecken die Muskeln zur Dauertätigkeit. Der Rücken will gestreckt sein. Beim Sitzen, Stehen und Laufen. «Krumm» sitzen wird regelrecht unangenehm.

13.7 Wie der Nacken den Kopf trägt

Die autochthonen Rückenmuskeln setzen sich nach oben fort zum Hinterkopf. Hier kommen noch einige Helfer dazu, die tiefe Nackenmuskulatur.

Wird der Kopf in Beziehung zum Körperlot zu weit vorne getragen von den größeren äußeren Muskeln, verändert sich die Halsform. Die Abstände der obersten Halswirbel (Axis und Atlas) und vom Atlas zum Hinterkopf werden schmaler. Beim Drehen des Kopfes kann es richtig knirschen, da die Knochen aufeinander reiben. Vorne am Hals vermehrt sich das Gewebe, es kann ein Doppelkinn gezüchtet werden.

Auch am oberen Rücken müssen dann Muskeln zum Kopftragen eingesetzt werden, die eigentlich eine andere Aufgabe haben. Nackenverspannungen, Durchblutungsstörungen usw. sind oft die Folge.

Die Zunge ist der beweglichste Muskel des Körpers. Die Zunge kann durchaus helfen, um den ganzen Körper aufzuspannen. Am Zungenbein treffen sich sehr viele Muskeln mit der Zunge. Das «Netz» reicht vom Schlüsselbein, Schulterblatt, von den Rippen bis zur Schädelbasis. Eine pulsierende Zunge am richtigen Ort hilft diesem ganzen System, sinnvoll zusammenzuarbeiten.

Mit der Zungenwurzel an den Übergang vom weichen zum hartem Gaumen, da wo wir ein «ng» aussprechen würden, leicht pulsieren, sich vorstellen, dass mit der Zunge der Kronenpunkt nach oben getragen wird. Das hilft, das «Kopftrageteam» (tiefe Nackenmuskulatur) an seine Aufgabe zu erinnern. Außerdem werden dadurch die vorderen langen Halsmuskeln an das Körperlot gezogen.

Die gute Position des Kopfes über dem Atlas vorausgesetzt, verbessern die tonisierten Muskeln des «Nackensternes» (s. Kap. 11.7.) die Durchblutung des Kopfes, indem sie den Hinterhauptsknochen vom Atlas wegheben.

13.8 Die Schultern zu den Seiten dehnen

Die Schultern können erst frei werden, wenn der Brustkorb vom Becken weggehoben wird und beide bündig übereinander stehen. Der schwebende Brustkorb ermöglicht einen gedehnten Schultergürtel und entspannt hängende Arme.

Die Schultern werden manchmal «missbraucht» für eine gewollt gute Haltung. Schultern nach hinten ziehen sieht auf den ersten Blick ganz gut aus. «Bauch rein, Brust raus»: Versuchen Sie es ganz kurz – Sie merken, wie sich der Brustkorb staucht.

Idealerweise richten die Schlüsselbeine sich zu den Seiten, nicht nach oben, nicht nach hinten, nicht nach unten. Dehnen Sie sie über die Schultern hinaus weit nach beiden Seiten. Dann sind die kleinen Gelenke zwischen Schlüsselbeinen und Brustbein gedehnt. Die Schulterblätter liegen den Rippen hinten flach auf. Sie werden ebenfalls zu den Seiten gedehnt, vor allem am Oberrand. So mögen es die Gelenke zwischen Schlüsselbeinen und Schulterblättern.

Das dritte Gelenkpaar des Schultergürtels verbindet die Schulterblätter mit den Armen. Die Gelenkflächen der Schulterblätter zu den Oberarmkugeln orientieren sich nach rechts und links. Die Oberarmkugeln auch noch nach den Seiten dehnen, zusätzlich zu Schlüsselbeinen und Schulterblättern, dann haben alle Gelenke den Raum, um die Armfreiheit zu gewährleisten. Die Schultermuskeln haben dann einen leichten Grundtonus, der die Oberarmkugel im Gelenk zentriert.

Wer sich klar macht, wie weit die Schultermuskeln reichen (zum Kopf und hinunter zum Kreuzbein) versteht sofort, dass die Schultern mit der «Ganzkörperhaltung» zusammenhängen. Umgekehrt natürlich auch.

Zusätzlich zur Schulterdehnung die Oberarmmuskulatur ganz leicht aus der Achselhöhle nach außen zu drehen weitet den Brustkorb und den Schultergürtel, stabilisiert und dehnt die obere Brustwirbelsäule.

13.9 Die tonisierte Haltung der Arme

Wie schon bei den Schultern beschrieben, ist der gute Grundtonus in der Neutralstellung der Arme eine leichte Auswärtsdrehung der Oberarmmuskulatur aus der Achselhöhle heraus. Die Unterarmmuskulatur über dem

Handgelenk dreht hauchzart um die Knochen einwärts. Bei gerade neben dem Körper hängenden Armen zeigen die Handflächen zum Körper.

Die Arme sind zur vielseitigen Tätigkeit geschaffen. Die Rotation der Armmuskeln kann auch umgekehrt werden, wenn die Art der Tätigkeit es erfordert.

13.10 Füße und Hände

V im V und V im A sind Spezialanweisungen von Benita Cantieni.

Die ganz feine Muskelvernetzung wird für jeden leicht erlebbar, wenn er in guter Sitzhaltung einen Fuß dehnt: Die Zehen nach vorne, die Ferse nach hinten. Die knochennahen Beinmuskeln regen sich schnell, und sofort ist der Levator auf der «Fußdehnseite» zu spüren.

Noch intensiver geht es, wenn ein vorgestelltes V auf der Fußsohle nach vorne und hinten gedehnt wird. Das V wird länger, schmaler, der Innenschenkel nähert sich dem Außenschenkel. Mit V im V ist gemeint, dass die Füße gemeinsam ein V bilden und jeder Fuß für sich V-förmig die Muskeln aktiviert. Entweder abwechselnd oder beide gemeinsam. Je nachdem, ob gerade mehr Stabilität gebraucht wird oder Beweglichkeit, z. B. beim Gehen (**vgl. Abb. 13-3**).

Auf diese Weise aktiviert sich die tiefe Beinmuskulatur sofort und vernetzt sich mit dem gleichseitigen Levator. Die Fußgewölbe werden zusätzlich kräftig gestützt.

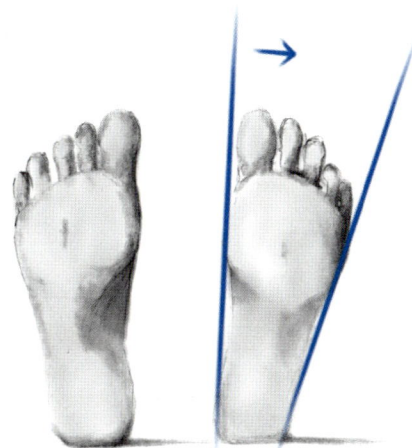

Abbildung 13-3: Aktivierung des Musculus levator ani mit einer Fußübung: V im V.

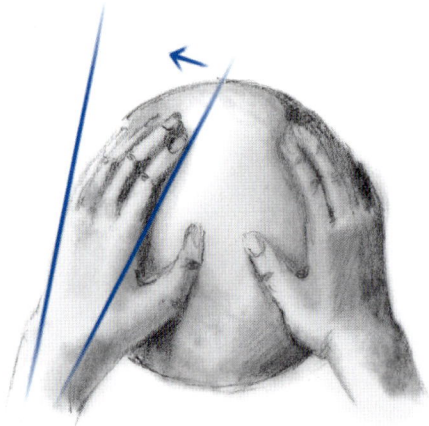

Abbildung 13-4: Die Hände liegen leicht A-förmig. Deswegen heißt die Übung V im A.

Ähnliches kann bei den Händen erlebt werden: Die Hände liegen locker auf einem Ballon oder auf einem Tisch. Im Gegensatz zur Fußstellung macht die Handstellung ein A. Die Finger zeigen leicht zueinander. Ein V auf die Handfläche denken und dieses V ohne äußere Bewegung länger und schmaler werden lassen (**vgl. Abb. 13-4**) – V im A. Auch hier springen die knochennahen Muskeln des Armes an, die Schulter dehnt sich, das Schulterblatt findet seine wohl gehaltene Stellung auf den Rippen. Der Brustkorb wird etwas weiter.

13.11 Die sich gegenseitig tragenden Gewölbe

Der Impuls des Menschen sich aufzurichten formt die Füße, schenkt die Armfreiheit, stellt die Wirbelsäule senkrecht. Unsere Gewölbe im Körper hängen auch mit ihm zusammen. Sie hängen auch untereinander zusammen. Das können sie mit etwas Übung sehen und spüren.

Nehmen Sie das Gaumengewölbe. Tiere haben einen flachen Gaumen. Das Oberkiefer des Menschen wölbt sich deutlich nach oben. Unsere Fähigkeit zu sprechen hat als eine physische Voraussetzung den gewölbten Gaumen. Das Gaumengewölbe ist großteils knöchern, hinten kommt der weiche Gaumen dazu.

Unser Schädelgewölbe ist ebenfalls rein menschlich. Junge Tiere haben häufig ein gewölbtes Schädeldach, das sich beim Auswachsen des Tieres abflacht. Im Buch New Faceforming von Benita Cantieni (2007) gibt es eine Übung: Pfaffenhütchen. Da wird das Gewebe des Gesichtes gestrafft, indem die «Kopfschwartenmuskulatur» Richtung Kronenpunkt aktiviert wird. Dabei fühlt sich auch das knöcherne Schädelgewölbe aktiviert und als Gewölbe gestärkt an.

Als nächstes kommt das Zwerchfell. Das Zwerchfell ist das größte Gewölbe im Körper. Außen hat es lange Muskeln, innen eine kräftige Sehnenplatte. Es trennt die beiden großen Körperhöhlen voneinander – den Bauchraum vom Brustraum, ermöglicht die Atmung und spielt für die aufrechte Haltung eine entscheidende Rolle.

Ein weiteres Gewölbe finden Sie im Fußskelett. Es ist in zwei Richtungen gewölbt. Die Achse vorne-hinten wölbt sich zum Längsgewölbe, die Achse rechts-links zum heute oft vergessenen Quergewölbe des Mittelfußes.

Der aktive Beckenboden, den Sie auch wie ein kleines Gewölbe erleben können, sorgt dafür, dass die Organe des kleinen Beckens nicht in die Schwere sinken.

Wenn Sie die Gewölbe übereinander spüren, sie verbinden, können Sie eine Kraft erleben, die von unten nach oben strebt. Diese Kraft schenkt Leichtigkeit und «Auftrieb». Die Gewölbe können einzeln erlebt und dann aktiv verschmolzen werden. Mal das Zwerchfell mit dem Gaumen, mal das Fußgewölbe mit dem Zwerchfell oder der Beckenboden mit dem Schädelgewölbe. Leichtigkeit erfasst die Strukturen des Körpers. Es ist dann so, als trüge ein Gewölbe das andere.

Übung 16: In die eigene Größe hineinwachsen

Im Stand, gut ausgerichtet mit den Sitzknochen über den Fersen. Die Fersenbeine lang Richtung Kniekehlen erleben. Lang denken, bis in die Kniekehlen. Von dort hinten an den Oberschenkeln bis zu den Sitzknochen ziehen und damit das Becken weg von den Oberschenkeln heben. Die Knochen der Beckenschaufeln nach oben in die Länge dehnen und dann den Brustkorb frei vom Becken wegheben. Vorne, hinten und an den Seiten. Das Brustbein wird gerade und lang erlebt und gibt der Brustwirbelsäule Halt. Sie können es in beide Richtungen innerlich verlängern, zum Schambein und zum Kinn. Zuletzt kann mit der Zunge (Zungenwurzel an den Gaumen pulsieren) der Kopf weggehoben werden vom Brustkorb.

14. Haltung und Organe

Die großen Organe liegen in den Körperhöhlen – in der Bauchhöhle und in der Brusthöhle. Diese werden teilweise von Knochen umschlossen und von Muskeln geschützt. Die Form und die Größe der Körperhöhlen hängt durchaus auch von der Körperhaltung ab.

Daraus lässt sich leicht schließen, dass auch die Funktion der Organe von der Körperhaltung beeinflusst wird (umgekehrt natürlich auch: die Organfunktion beeinflusst die Körperhaltung).

14.1 Bedrängte Organe

Ein Punkt zu diesem Thema ist Bauch einziehen. Wenn der Bauch eingezogen wird, was in unserer Zivilisation von zahlreichen Menschen jahrzehntelang praktiziert wird, haben die geraden Bauchmuskeln einen Dauertonus.

Meist findet das Gegenteil vom schwebenden Brustkorb statt. Der Brustkorb wird sogar ein klein wenig zum Becken gezogen.

Der Bauchinhalt ist nicht komprimierbar. Wir können ihn nicht verkleinern. Den Bauch einzuziehen heißt deshalb, den Bauchinhalt zu verschieben. Wohin kann der Bauchinhalt verschoben werden? Nach hinten ist kein Spielraum, da ist die Wand der Höhle fest. Nach oben können die Organe sich heben, wenn das Zwerchfell nicht nach unten drückt. Aber wenn, wie so oft, der Brustkorb nach vorne unten sinkt, werden die Bauchorgane nach vorne unten geschoben. Wenn dann die Bauchdecke eingezogen wird, können die Organe nur noch nach unten ausweichen, ins kleine Becken. Dahin, wo der Levator eigentlich die Organe in die Leichte heben will. Wenn ständig Druck von oben kommt, gibt der Beckenboden sicher irgendwann nach. Er sinkt nach unten, weicht auseinander und die auf ihm liegenden Organe haben keinen Halt mehr.

Da die Bauchorgane alle an Bändern aufgehängt sind, die Gefäße führen, verschlechtert das Verschieben der Organe immer auch deren Durchblutung.

Der weiter vorne beschriebene schwebende Brustkorb mit großem Abstand zum Becken befreit den Bauchraum von unnötigem Druck. Die Muskulatur der Bauchdecke wird dabei in die Länge gedehnt. Der Bauch wird flacher, einfach weil er länger ist. Die Organe behalten ihren Platz, sind gut durchblutet, Stoffaufnahme und -abgabe verlaufen ungehindert.

Die Speiseröhre tritt durch eine Öffnung des Zwerchfells vom Brustraum in den Bauchraum. Hängt der Brustkorb schwer nach vorne unten, knickt die Speiseröhre, die Muskelwellen der Peristaltik fließen nicht ungehindert, der Verschluss des Magens funktioniert mangelhaft. Reflux (Rückfluss des Speisebreis vom Magen in die Speiseröhre) und Schleimhautentzündung der Speiseröhre sind die Folgen.

14.2 Brustkorb, Zwerchfell und Atmung

Die Atmung unterliegt wie vieles andere auch kulturellen Einflüssen. Sie beeinflusst die Haltung – die Haltung des Körpers wirkt auf die Atmung.

Betrachten Sie das Zwerchfell: Muskelfasern vom Brustbein, von der Innenseite der sechs unteren Rippen, von den Lendenwirbeln bilden eine große Kuppel, deren Zentrum eine sehr feste Sehnenplatte ist.

Das Zwerchfell trennt die Brusthöhle von der Bauchhöhle. Es hat relativ große Öffnungen für die Aorta, die große Körpervene und die Speiseröhre. Die Öffnungen für die Hauptschlagader (Aorta) und die Speiseröhre liegen im muskulären Teil des Zwerchfells vor der Wirbelsäule. Die kräftigen Muskelschenkel des Zwerchfells um diese großen Strukturen werden Zwerchfellschlaufe genannt. Diese trägt zur Aufspannung der Brustwirbelsäule und der Lendenwirbelsäule bei.

Im Gegensatz zum Bauchraum ist der Inhalt des Brustraumes, die Lunge komprimierbar. Wenn der Brustkorb sich verkleinert, entleert sich die Lunge bzw. kann sich weniger füllen. Wird er vergrößert, strömt Luft ein in die Lungen.

Die Lunge reicht hinten bis zu den unteren Rippen, vorne rechts bis zum unteren Drittel des Brustbeines. Links umhüllt sie das Herz. Ohne Kontakt zur Brustwand würde die Lunge sich zusammenziehen. Durch die enge Verbindung zu Brustwand und Zwerchfell über das Rippenfell folgt sie den Bewegungen ihrer Umgebung. Dehnen sich die Wände des Brustraumes auseinander, wird die Lunge mitgezogen und füllt sich mit einströmender Luft.

Die reine Bauchatmung funktioniert, indem die Rippen festgehalten werden und das Zwerchfellzentrum wie ein Stempel nach unten drückt. Dadurch vergrößert sich der Brustraum, die Lungen werden gedehnt, Luft strömt ein.

Erinnern wir uns an eine der Thesen, die Grundlagen dieses Buches sind: Jedes Gelenk will sich bewegen. Die Rippen haben Gelenke zu den Wirbeln, jede Rippe zwei. Das sind 48 Gelenke, die bewegt werden wollen. Die Bewegung bei der Atmung ist ihre Hauptaufgabe. Die Beweglichkeit dieser Gelenke ist abhängig von der Aufspannung der Wirbelsäule. Ist die Wirbelsäule aufrecht gedehnt, ist der Freiheitsgrad der Rippenbewegung größer. Die Rippen können sich zu den Seiten und nach oben bewegen, der Brustkorb wird dabei weiter, der Abstand zwischen den Rippen größer. Die Rippen ziehen die Lungen mit in die Weite und es strömt frische Luft in alle Lungenabschnitte. Das Zwerchfell dehnt sich radial aus. Die Organe des Oberbauches werden nicht gedrückt – eher ganz fein massiert.

Wenn – wie so häufig – der Brustkorb nach vorne unten lastet, die Schultern hochgezogen sind, der obere Rücken gebeugt ist, dann können die Rippengelenke sich kaum bewegen und das Zwerchfell hat keinen Platz, sich zu dehnen. Ist die Wirbelsäule aufgerichtet, kann durch die Beweglichkeit der Rippen zu den Seiten und die radiale Ausdehnung des Zwerchfells reichlich frische Luft in die Lungen strömen. Die Muskeln der Zwerchfellschlaufe sind dann sehr aktiv und helfen Brust- und Lendenwirbelsäule zur aufgespannten Dehnung. Eine allseits gefüllte Lunge macht den Brustkorb noch «schwebender», die Aufrichtung leichter, die Rippen weit.

15. Kreuzgang

Die Cantienica-Methode ist eine Übungsmethode mit dem Ziel, die Haltung und die Bewegung im Alltag ökonomisch zu gestalten, gemäß der lebendigen Architektur des Körpers. Bei jeder Tätigkeit. Vor allem auch, wenn wir gehen und laufen.

Aufgerichtetes Gehen: Die Wirbelsäule ist aufgespannt, das Becken aufrecht. Ein Bein schwingt von hinten nach vorne, die Ferse setzt auf. Die Bewegung beginnt im Iliosakralgelenk, die gleichseitige Beckenhälfte gleitet im Gelenk nach hinten und unten. Während der Fuß die Ferse aufsetzt und sich ganzflächig stellt, rollt der andere Fuß von der Ferse auf den Vorfuß, um sich jetzt mit den Zehen abzustoßen. Dabei dreht (in der Aufspannung automatisch – das ist wichtig, es muss nicht geübt werden) die dazugehörige Beckenhälfte von vorne wieder nach hinten. Gegenläufiges Rückwärtskreisen der Beckenhälften. «Fliehkraftrotationen» werden sie genannt, da das Laufen in die Gelenke sich jetzt verwandelt wie ein Laufen aus den Gelenken heraus. Die Schwerkraft ist Voraussetzung für die Fliehkraft.

Das war die Beschreibung der Bewegung von Becken und Beinen. Beim Kreuzgang «läuft» der ganze Mensch, nicht nur die Beine. Schwingt das rechte Bein nach vorne, dreht die Brustwirbelsäule ganz leicht nach rechts und der linke Arm schwingt vor. Bein und Arm diagonal über Kreuz. Der menschliche Kreuzgang (vgl. Abb. 15-1).

Es ist die menschliche Natur. Anhören tut es sich sehr kompliziert, ist aber ökonomisch und natürlich. Da der Körper nie aus dem Gleichgewicht gerät, ist keine Haltearbeit nötig. Aber es geht nur leicht mit aufgespanntem Körper, wie in dem Kapitel über die Muskelvernetzung beschrieben. Mit einer aus sich selbst heraus rotierenden Brustwirbelsäule.

Das Überkreuzschwingen der Arme, rechtes Bein und linker Arm vor, dann linkes Bein und rechter Arm, beim Laufen wird häufig aus den Schultergelenken ausgeführt, nicht aus der Brustwirbelsäule. Die kleinen Drehungen aus der Brustwirbelsäule sind eher selten geworden. Ein beweglicher frei schwingender Brustkorb ist die Ausnahme. Dieses schwingende Drehen der Brustwirbelsäule erfrischt, ist ökonomisch, zentriert die Gelenke.

Für den Kreuzgang mit Brustwirbeldrehung brauchen wir die dreidimensionale Diagonalvernetzung der Rumpfmuskulatur wie sie in Kapitel 13.4 eingeführt wurde. Eine Diagonale ist aktiviert, dann die andere. Ein rhythmisches sich abwechselndes Schwingen. Alle Gelenke sind gedehnt und die Knochen machen in den Gelenken ganz kleine Fliehkraftrotationen.

Gehen, laufen, schreiten, rennen, hüpfen, springen – die Gelenke sind stabil gedehnt, voll beweglich, luftig leicht, frei, – bereit für körperliche Tätigkeit und für seelischen Ausdruck. Für das Menschsein. Sie optimieren sich gegenseitig. Einmal stützt mehr die eine diagonale Vernetzung, die andere schwingt, dann wechselt es. Nicht ruckartig, nicht stauend, nicht pressend, das Gleichgewicht atmet ohne Anstrengung.

Wahrscheinlich wird sogar unser Gehirn durch die Bewegung im Kreuzgang angeregt. Wir vermuten eine Steigerung der Vernetzung von rechter und linker Gehirnhälfte.

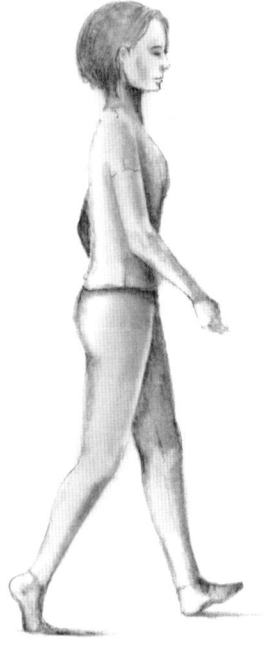

Abbildung 15-1: Kreuzgang.

16. Dehnung und Vertrauen

In diesem und im nächsten Kapitel kommen zu den gesundheitlichen Aspekten seelische und soziale Gesichtspunkte dazu, die durch die Art der Bewegung beeinflusst werden.

Wer Angst hat oder einen Schreck bekommt, der zieht sich zusammen. Die Schultern werden nach vorne oben gezogen, der Hals etwas kürzer, das Brustbein zieht sich nach innen, an den Gliedmaßen kommt es zur Beugehaltung, die äußere Muskulatur spannt an. In der Angst auslösenden Situation, wenn es eine Gefahr für den Körper gibt, ist diese allgemeine Kontraktion der großen Muskelgruppen durchaus sinnvoll. Die Angriffsfläche wird kleiner, die weichere Vorderseite des Körpers mit den lebenswichtigen Organen biegt sich etwas unter die «härtere» Rückseite des Körpers. In Dauerangst, Dauerstress, dauerhaft schlechtem Gewissen oder einfach als Nachahmung kann diese Haltung zum Dauerzustand werden. Das ist statisch ungünstig, da die großen Körperteile – Becken, Brustkorb, Kopf nicht in der Schwerkraftlinie ausgerichtet sind und einiges an Muskelarbeit zum Tragen der Körperteile aufgewendet werden muss. Der Körper ist nicht im Lot. Das Lebensgefühl in dieser Haltung ist dann auch kein wohliges. Die Muskelanspannung und die seelische Anspannung bedingen sich immer mehr gegenseitig.

Kontraktion der Muskulatur kann seelische Gründe haben – und Kontraktion wirkt auf das seelische Befinden. Die aktive Dehnung ist dann am Anfang eine regelrechte Sache des Mutes.

Sich aktiv zu dehnen setzt eine Portion Vertrauen voraus. Aber ebenso wie die Kontraktion wirkt die aktive Dehnung zurück auf das seelische Befinden. Die seelische Anspannung lässt nach, Körper und Seele können freier atmen, der Wärmestrom im Körper erreicht auch wieder die äußeren Schichten. Die Haut wird wärmer, der Kontakt zur Außenwelt offener.

Vertrauen geht in zwei Richtungen. Wenn ich Vertrauen habe in meine Umgebung, habe ich auch Vertrauen zu mir. Ich traue mich zu vertrauen. Das Vertrauen, das ich in die anderen und in das andere habe, erzeugt wiederum Vertrauen der anderen in mich.

Vertrauen ist eine Aktivität und ein Zulassen zugleich. Die aktive Dehnung des Körpers auch. Sie schließt auch eine Portion Entspannung ein. In die Dehnung hinein entspannen – dann bekommt die knochennahe Haltemuskulatur einen fein pulsierenden Tonus, die äußeren Muskelschichten werden weich.

Eine Cantienica-Lehrerin arbeitet daran, sich selber optimal zu halten und zu bewegen, da sie weiß, dass sie es überträgt auf ihre Klientinnen und Klienten. In der Tiefenmuskulatur sind wir verbunden. Es ist nicht nur Nachahmung. Es ist Ansteckung.

In einer Welt des Vertrauens geht es allen besser. Würde es allen besser gehen. Allen. Seelisch und körperlich. Damit beginnen kann nur jeder einzelne für sich. Und die Haltung des Körpers ist ein nicht unwichtiger Baustein für so eine Welt.

Das ist ein hohes Ziel, ein umfassender Anspruch. Punktuell kann jeder damit beginnen.

Eine Teilnehmerin an einem Ausbildungskurs schenkte mir nach Abschluss der Ausbildung folgende Zeilen:

Diese Kraft in mir

Die Mitte finden
Der Ruhe begegnen
Den Atem in der Tiefe spüren
Die innere Kraft wecken in mir.

Den Körper aufrichten
Raum schaffen
Weite zulassen
Bewegungs-Freiheit spürbar machen.

Lebendigkeit in diesem Moment
Zeitloses Sein
Die Gegenwart ist mein.

Paradies im Hier
Diese Kraft in mir.

(Doanna Jacqué)

Ausblick